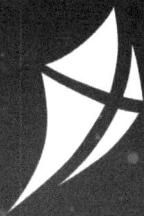

LIBERTAD
EN CRISTO

CLAVES PARA UNA VIDA
SALUDABLE, PLENA
Y FRUCTÍFERA

—Guía del participante—

Steve Goss y Dra. Mary Wren

UNA AVENTURA DE 8 SESIONES PARA AYUDARTE
A VIVIR BIEN EN ESPÍRITU, MENTE Y CUERPO

LAS CLAVES PARA UNA VIDA SALUDABLE, PLENA Y FRUCTÍFERA — Guía del participante

©2023 Libertad en Cristo Internacional – Freedom in Christ International
4 Beacon Tree Plaza, RG2 9RT Reading Berks, United Kingdom
www.libertadencristo.org – www.freedominchrist.org
©2019 Keys to Health, Wholeness, and Fruitfulness (versión original en inglés).

El derecho de Steve Goss y de la Dra. Mary Wren a ser identificados como autores de esta obra ha sido reivindicado por ellos de acuerdo con la ley de Derechos de Autor, Diseños y Patentes de 1988.

Publicado e impreso por Libertad en Cristo Internacional – Freedom in Christ International
4 Beacontree Plaza, Gillette Way, Reading RG2 0BS, Reino Unido.

ISBN 978-1-913082-08-6

Traducción: Higinio Alemán y Roberto Reed.

Revisión: María Alejandra Ortega Ramírez, Nancy Maldonado Araque, Ana María Rueda, José Fernando Llanos Ramos, Daniela Mayo, Juan Carlos Correa Salcedo, Ana Gaona de Renee.

Textos bíblicos tomados de La Biblia: Nueva Versión Internacional (NVI 2005). Usado con el permiso de la Sociedad Bíblica Internacional®. Todos los derechos reservados.

ISBN: 978-1-913082-70-3

Comentarios de los participantes

«¡Este curso ha sido increíble y me ha dado unas herramientas prácticas para usar!»

«¡Conocer quién soy en Cristo me ha hecho absolutamente libre!»

«Me ha ayudado a tratar con la raíz de los problemas en lugar de sólo tratar los síntomas superficiales».

«Me ha dado una comprensión mucho más profunda de la conexión entre los aspectos bíblicos, científicos y médicos de la salud, la plenitud y el ser fructífero».

«En los últimos años he luchado contra la ansiedad y la depresión, emociones que se han convertido en parte de mi identidad. Pero me he dado cuenta al hacer este curso, que, a pesar de experimentarlas, no son mi identidad en absoluto».

«Recibí una verdadera comprensión de la plenitud tanto en el sentido médico como en el espiritual».

«Me ha dado una gran libertad darme cuenta de que mi identidad no está ligada a ninguna enfermedad, y no tengo que "apropiarme" de ella».

«He tenido algunos problemas por sentirme inútil debido a lo que la gente ha dicho de mí en el pasado. Miré las Escrituras y descubrí quién soy realmente en Cristo. ¡Esto de verdad me transformó!».

«Este curso me ha hecho ver cómo Dios sana no sólo espiritualmente, sino también a través de mi médico».

«Estamos rodeados de "buenos consejos" sobre la salud y nunca sabes realmente en qué creer. Logré una verdadera comprensión de la plenitud, tanto médica como espiritual».

Un paso radical

Steve Goss, nuestro Director Internacional, explica por qué las presentaciones en vídeo de las *Claves para una vida saludable, plena y fructífera* son completamente gratuitas:

«Nuestra gran pasión es equipar a la iglesia para transformar las naciones. Lo llevamos a cabo produciendo recursos y proveyendo capacitación para el discipulado que ofrecemos a los pastores y líderes de las iglesias. De ese modo apuntamos a todas las generaciones para que todo cristiano se convierta en un discípulo fructífero que impacta el mundo».

Un recurso como éste suele tardar más de cinco años en escribirse, probarse, perfeccionarse y producirse. El producto final nos parecía tan valioso que, al filmar el material de vídeo que lo acompaña, queríamos que fuese el mejor, por lo que recurrimos a cineastas cristianos altamente profesionales y a instalaciones de producción de última generación.

Los costos de hacerlo así son altos y normalmente intentamos recuperar nuestra inversión y recaudar dinero para futuros recursos mediante la venta de los vídeos. Pero somos muy conscientes de que nuestro llamado es equipar a la iglesia para que haga discípulos fructíferos que transformen las naciones; no lo convertirnos en un negocio editorial. Así que, con este recurso, estamos dando un paso radical al poner el vídeo a disposición de todos de forma gratuita con la esperanza de que se extienda a lo largo y ancho del mundo, y que produzca un impacto mucho mayor. Confiamos en que Dios nos dará un nuevo modelo para financiar futuros recursos. ¡Es un paso emocionante!».

Descubre cómo acceder a los vídeos en la página 7. ¿Estás interesado en colaborar con nosotros para producir más recursos de discipulado de alta calidad, o para traducir los existentes a otros idiomas? Descubre cómo puedes ayudarnos en la página 193.

Nota importante para participantes

A algunos cristianos se les ha enseñado que buscar ayuda médica es de alguna manera «poco espiritual» o demuestra una falta de fe en Dios. No es así, es más bien una acción eminentemente sensata. Los profesionales médicos son parte de la provisión de Dios para nuestra salud. **Este curso no remplaza a una consulta médica.** Si tienes un problema o preocupación de salud que requiere tratamiento, y no lo has hecho aún, no tardes en buscar ayuda médica.

CONTENIDO

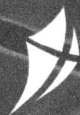

Aprovecha al máximo el curso

Neil Anderson y Steve Goss han escrito el Curso de Discipulado de Libertad en Cristo que enseña principios bíblicos y herramientas prácticas sobre quién es Dios y nuestra identidad en Cristo. Te animamos a hacer este curso ya sea antes o después de las Claves para una vida saludable, plena y fructífera. Puedes encontrar los videos en STREAMLIBERTAD en nuestra página web www.libertadencristo.org y los libros que son: Guía del Líder, Participante y los Pasos hacia la Libertad en Cristo.

Steve Goss ha escrito cuatro libros delgados y fáciles de digerir que presentan la enseñanza en el discipulado del Ministerio Libertad en Cristo y que acompañan el Curso de Discipulado de Libertad en Cristo. Estos libros están en inglés.

Estos libros son:

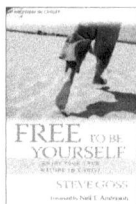

FREE TO BE YOURSELF
(*Libre para ser tú mismo*)

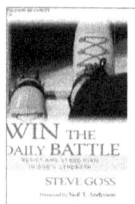

WIN THE DAILY BATTLE
(*Gana la batalla diaria*)

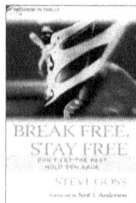

BREAK FREE
(*Sé libre*)

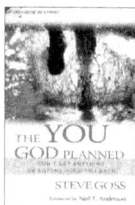

THE YOU GOD PLANNED
(*El tú que Dios planeó*)

Se pueden conseguir en inglés en: https://www.ficm.org.uk/shop

¡COMENCEMOS!

LIBERTAD EN CRISTO

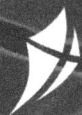

El curso de las *Claves para una vida saludable, plena y fructífera* está diseñado principalmente para uso en grupos pequeños que funcionan bajo la dirección de una iglesia local, pero también lo puedes realizar por tu cuenta. Para los grupos pequeños recomendamos que se designe a alguien como facilitador.

1. CÓMO ACCEDER A LAS PRESENTACIONES DE VÍDEO GRATUITAS

Para empezar, es necesario acceder a las presentaciones en vídeo de cada sesión. Como creemos vehementemente que la Iglesia necesita este mensaje, los ponemos a tu disposición de forma gratuita. Para saber cómo acceder a los vídeos, puedes ir a www.libertadencristo.org/recursos-gratuitos/

2. DESARROLLO DE LAS SESIONES

Hay ocho sesiones principales dobladas y subtituladas al español, una introducción opcional, un componente ministerial llamado Los Pasos hacia la sanidad y la plenitud, y un vídeo adicional para los participantes que quieran profundizar en el tema de la adicción.

Comienza cada sesión con la pregunta de **bienvenida**, y con un tiempo de *adoración* (hemos sugerido temas para ello). Luego, pasa a la sección de **enseñanza**, que incluye el contenido y las pausas para reflexión y diálogo. Empieza por ver el vídeo de esa sesión. Cuando llegues a la primera «Pausa para reflexionar», detén el vídeo (el símbolo de «Pausa» aparecerá en pantalla). Después del diálogo, continúa con la segunda parte del vídeo hasta llegar a la segunda «Pausa para reflexionar». A continuación, hay una breve conclusión que incluye siete «Claves para llevar a casa», un resumen de lo tratado para meditar durante la semana. (Hay una para cada día.)

Cada participante necesitará su propio ejemplar de esta Guía del Participante.

3. NO TE PIERDAS LOS PASOS HACIA LA SALUD Y LA PLENITUD

Los Pasos hacia la salud y la plenitud es diferente a las demás sesiones. Es un componente ministerial auto explicativo diseñado para llevarlo a cabo en un día de retiro, como grupo o de forma individual. Viene después de la sesión 8, te recomendamos fijar una fecha en el calendario para ello antes de empezar el curso, y anunciarlo desde la primera sesión. Es una parte esencial del curso y sería lamentable que alguien se lo perdiera.

La App de Libertad en Cristo

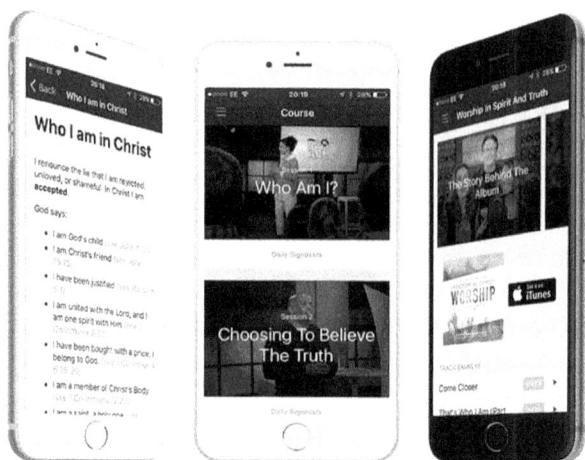

Estamos desarrollando una aplicación para que los participantes de las *Claves para una vida saludable, plena y fructífera* al desarrollar tu Demoledor de Bastiones.

El Demoledor de Bastiones es una herramienta de fe y arrepentimiento para romper un mal hábito, al cambiar tu forma de pensar reemplazando las mentiras del enemigo con las verdades de Dios en un lapso de cuarenta días.

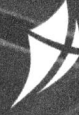

Salud transformativa

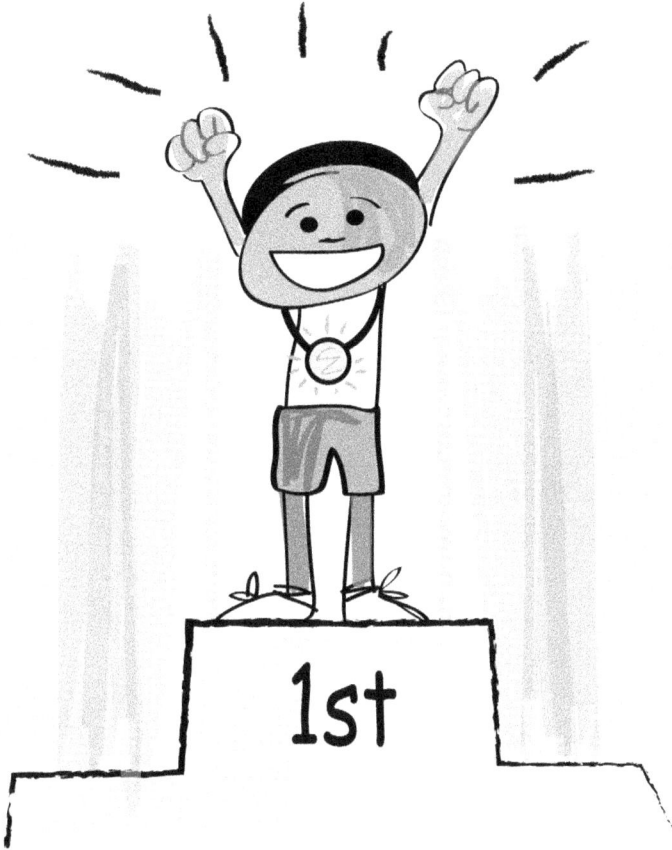

¿DE QUÉ TRATA?

Se trata de una sesión opcional que sirve de introducción a las sesiones principales. Dura aproximadamente la mitad que una sesión estándar.

OBJETIVO:

Presentar el curso y a los presentadores.

BIENVENIDA

¿Crees que un cristiano puede esperar gozar de mejor salud que una persona no cristiana? ¿Por qué? / ¿Por qué no?

ALABANZA

Alaba a Dios por la transformación que él realiza en y a través de su pueblo:

- Somos «la luz del mundo» (Mateo 5:14)

- Dios quiere que brillemos como estrellas en medio de una «generación torcida y depravada». (Filipenses 2:15).

Duración del vídeo: 20:44 minutos

ENSEÑANZA

Observa el vídeo y luego responde a las preguntas que siguen.

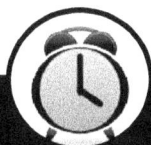

PAUSA PARA REFLEXIONAR

¿De qué manera podría ser el evangelio «una de las medicinas más poderosas que conoce la humanidad»?

¿Cuáles son tus esperanzas y expectativas al comenzar este curso?

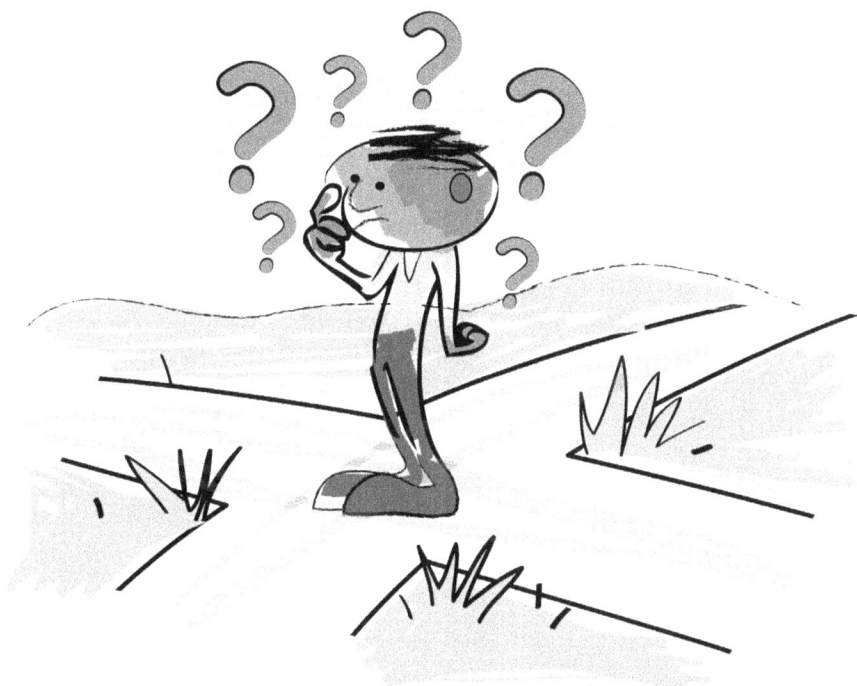

Conoce a los presentadores

La Dra. Mary Wren es el motor creativo detrás de las Claves para una vida saludable, plena y fructífera. Desde los 10 años quiso ser médico y estudió medicina en Sheffield, en el norte de Inglaterra. Al cursar sus estudios universitarios tuvo una serie de enfermedades durante las cuales aprendió a pedirle a Dios ayuda y sabiduría, además de buscar asistencia médica. En cada situación le pidió a Dios la «llave» que abriría la puerta a la solución. Trabaja como médico en el Servicio de Salud de la Universidad de Sheffield en el cual atienden a 35.000 estudiantes universitarios. Escribe una columna semanal para un periódico, le encanta el trabajo de investigación médica para llegar a la raíz del problema, ya sea físico, emocional o espiritual y se considera un puente entre la medicina y la iglesia.

Steve Goss cree vehementemente que una comunidad de discípulos de Jesús comprometidos y fructíferos puede transformar una nación. Junto a su esposa Zoë fundaron la oficina de Libertad en Cristo en el Reino Unido en 1999. Ahora dirigen Libertad en Cristo a nivel mundial y se sorprenden constantemente al ver cómo Dios abre puertas en todo el mundo. Hoy Libertad en Cristo trabaja en unos 40 países. Steve, es el coautor del Curso de Libertad en Cristo, que ha alcanzado a unas 500.000 personas alrededor del mundo.

A la **Dra. Ifeoma Monye** le apasiona prevenir, y tratar en lo posible de invertir el curso de las enfermedades crónicas utilizando los principios de la «Medicina del estilo de vida». Le apasiona enseñar cómo hacer cambios sencillos en nuestro estilo de vida cada día para vivir más sanos y felices, cumpliendo nuestro propósito y alcanzando nuestro destino. Divide su tiempo entre Nigeria y el Reino Unido. En Abuja, es jefe especialista de medicina familiar en el Hospital Nacional, y fundadora del Centro Brookfield de Medicina del Estilo de Vida. Es la presidenta fundadora de la Asociación Africana de Medicina del Estilo de Vida. En el Reino Unido, trabaja como médico de familia. Ifeoma está casada, y tiene cuatro hijos, además, sirve en el grupo de intercesión de su iglesia.

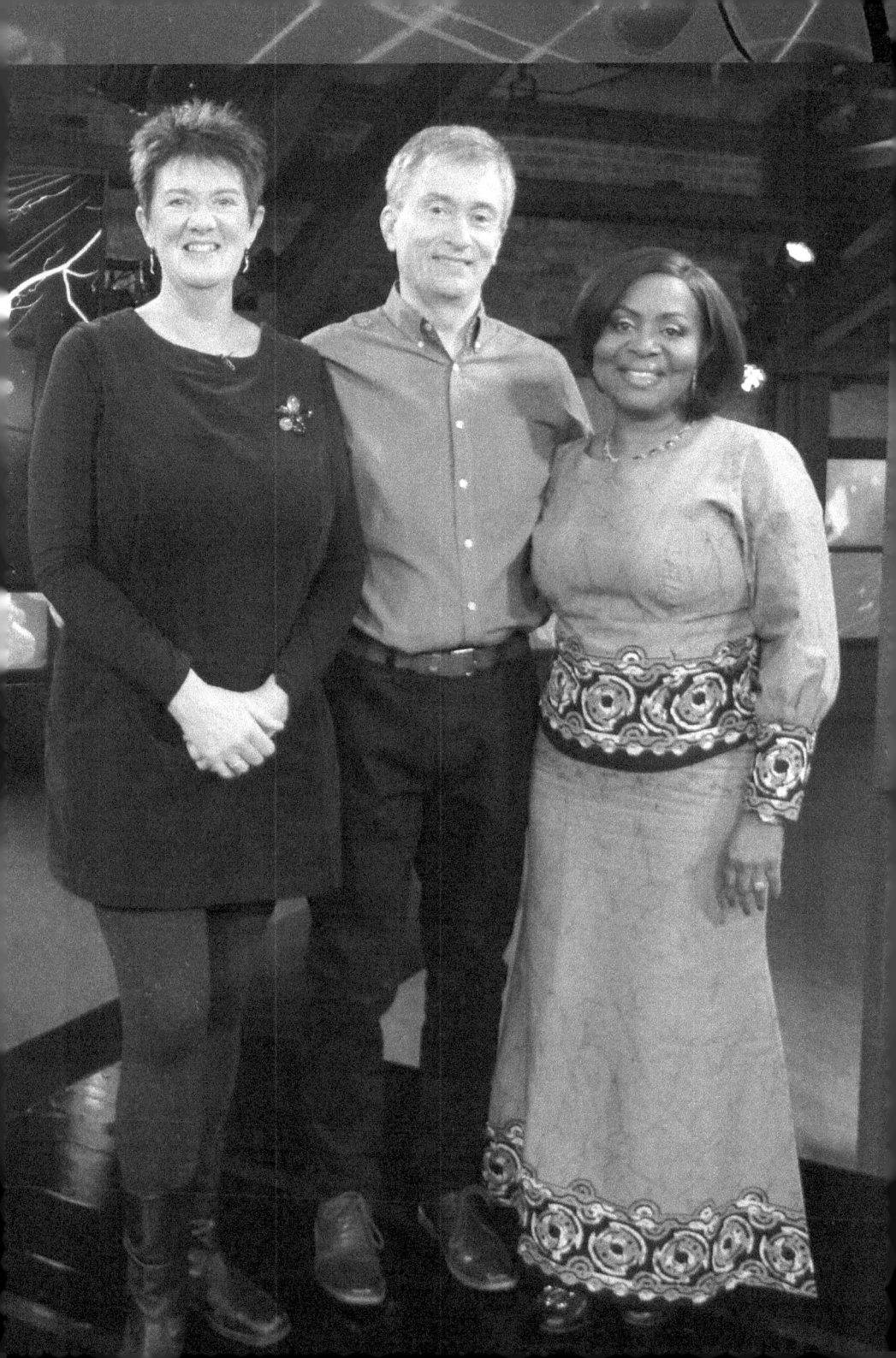

Conoce al resto del equipo

El curso de las Claves para una vida saludable, plena y fructífera estuvo en desarrollo durante un período de cinco años. Durante ese tiempo, Steve Goss trabajó en el contenido junto con un equipo de profesionales de la salud: la Dra. Mary Wren; Lorna Nicholson; la Dra. Sue Sorensen; y la Dra. Alison Fleetwood. A ellas, se unieron en las etapas posteriores otras dos profesionales, la Dra. Ifeoma Monye, y Judith King. Puedes leer sobre Steve, Mary e Ifeoma en las páginas anteriores. ¡Aquí te presentamos al resto del equipo!

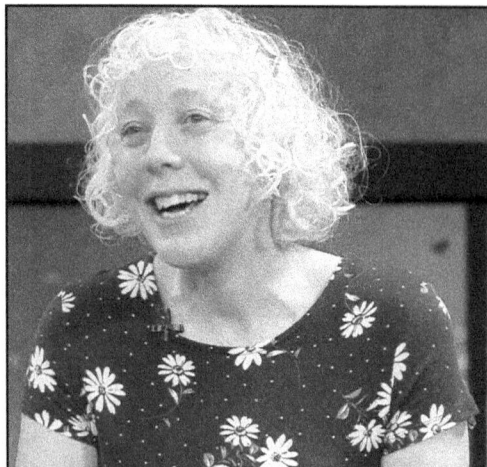

La Dra. Sue Sorensen es hija de un vicario anglicano. Desde muy joven quiso ser médico y ahora trabaja como médico de familia en el norte de Inglaterra. Ha ejercido medicina en Filipinas y Nepal, y también en un instituto bíblico. La pasión de Sue es ayudar a los que sufren con heridas del pasado, complejos y hábitos, a su vez, dirige grupos en su iglesia. Sue comparte su experiencia en la sesión extra, Libertad de la adicción.

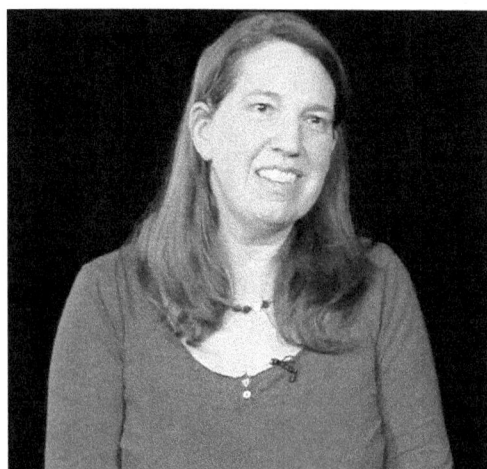

La Dra. Alison Fleetwood ejerce como médico de familia en Lake District, Inglaterra. Participa en ministerios de sanación y es líder en la Iglesia de Inglaterra. A Alison le encanta trabajar hacia la sanidad, tanto en el campo médico como en el ámbito cristiano. Alison está casada, tiene un hijo adolescente y en su tiempo libre disfruta los gatos, pasear y tomar café con amigos. Ella comparte su historia en la Sesión 1 del curso.

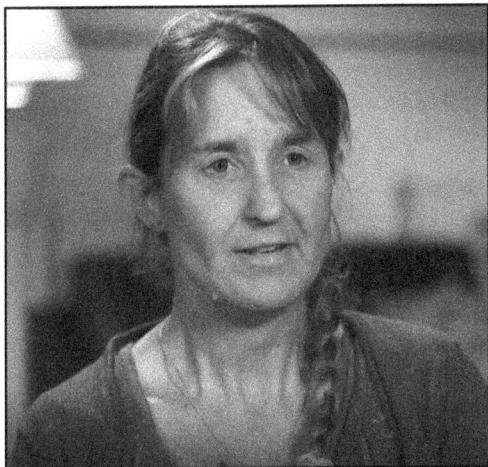

Lorna Nicholson trabaja medio tiempo como enfermera especializada en cirugía. La otra mitad del tiempo la dedica a dar clases de Pilates, con un interés especial de ayudar a quienes padecen condiciones crónicas.

Anteriormente trabajó muchos años en unidades de cuidados intensivos de varios hospitales. En el 2006, Lorna desarrolló taquicardias inexplicables que eventualmente diagnosticaron como síndrome de taquicardia postural. Aunque por el momento no ha sanado y toma medicamentos para controlar los síntomas, Lorna se siente más completa que antes de enfermar. Ha aprendido a disminuir los síntomas mediante cambios en su estilo de vida, tales como mejorar el sueño, reducir el estrés, cambiar la dieta y hacer suficiente ejercicio. En general, ahora lleva la vida a un ritmo más lento. Nos cuenta su historia en la sesión 8 del curso.

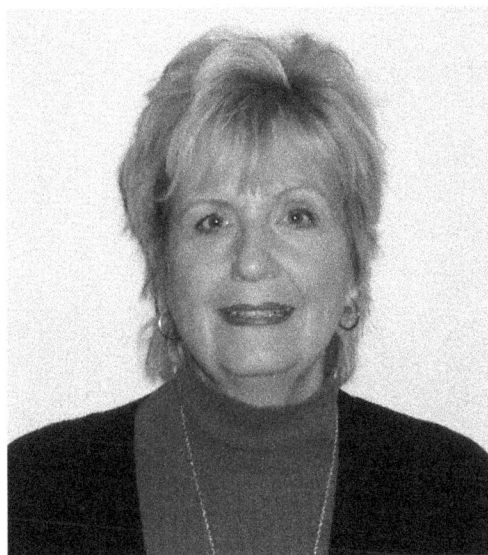

Judith King es psicóloga clínica con 38 años de experiencia. Integra los principios bíblicos y psicológicos, y le interesa particularmente el cuidado de líderes, de cuidadores, y de profesionales en el ministerio, así como problemáticas presentes de mujeres en general. Trabaja en el despacho SonLife Associates que fundó con su difunto marido, el psiquiatra Dr. Stephen King. Forma parte de la junta de Libertad en Cristo Internacional y vive en Grand Rapids, Michigan, E.E.U.U.

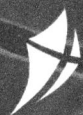

Creados con un propósito

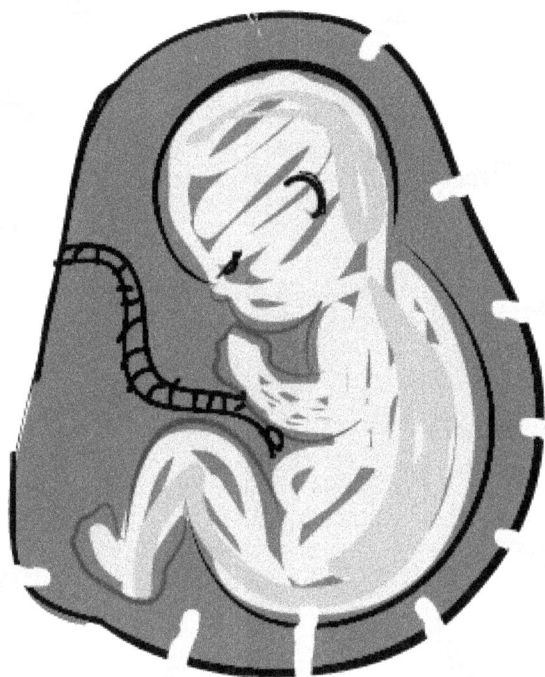

¿DE QUÉ TRATA?

OBJETIVO:

Entendamos esto:

- La buena salud física no es un fin en sí mismo, sino un medio para que seamos y hagamos todo lo que Dios ha preparado para nosotros como discípulos fructíferos de Jesús.
- Nuestra cosmovisión natural nos predispone a ver la realidad de un modo que no corresponde con lo que Dios dice que es, por lo que tenemos que esforzarnos constantemente por ver las cosas como son de verdad.
- Jesús murió para que pudiéramos ser sanos, completos y fructíferos, pero no conocemos el tiempo de Dios.
- Solo obtenemos una respuesta completa si miramos a la persona de forma integral: espíritu, mente y cuerpo.
- La sanidad duradera se produce al descubrir la causa de un problema concreto y resolverlo.

VERSÍCULO CLAVE:

«Porque somos hechura de Dios, creados en Cristo Jesús para buenas obras, las cuales Dios dispuso de antemano a fin de que las pongamos en práctica». (Efesios 2:10)

BIENVENIDA

Si pudieras plantearle a Dios una pregunta sobre una vida saludable, plena y fructífera como discípulo de Jesús, ¿qué le preguntarías?

ALABANZA

Alaba a Dios por su creación:

- Todo lo que existe fue creado por Jesús y para Jesús (Colosenses 1:16).
- Su creación es «muy buena» (Génesis 1:31).
- Cada uno de nosotros es una «creación admirable» y una «obra maravillosa» (Salmo 139:14).

Duración del vídeo: 35:31

Pausa para reflexionar 1: minuto 20:04

Pausa para reflexionar 2: minuto 32:47

ENSEÑANZA

¿Estás confundido?

En el internet encontramos un gran despliegue de curas dudosas escritas en lenguaje pseudocientífico. A veces la ciencia legítima no suena mucho mejor. Lo que los expertos nos recomiendan o advierten parece cambiar con una regularidad alarmante. Luego está la Iglesia... En la Biblia se habla mucho de la plenitud y la sanidad, pero hay tantas opiniones sobre lo que esto significa en la práctica.

Intentaremos dar algunas respuestas fidedignas.

¿Qué significa estar sano?

La Organización Mundial de la Salud dice que la salud es «un estado de completo bienestar físico, mental y social, y no sólo la ausencia de afecciones o enfermedades». La Biblia añade otra dimensión crucial: el bienestar espiritual.

La buena salud física no es el objetivo final de este curso. Queremos que descubras cómo ser la persona que Dios diseñó en espíritu, mente y cuerpo, para que puedas hacer las cosas que Dios ha preparado específicamente para ti.

Adopta una visión bíblica del mundo

Todos hemos aprendido a ver la realidad de una manera particular y diferente a como Dios nos dice que es. Nuestra visión del mundo ha sido formada por nuestra cultura, nuestra educación, nuestras familias, nuestros amigos y los medios de comunicación que consumimos a diario.

En África, por ejemplo, la mayoría de la gente cree que hay un poder universal y toda clase de espíritus que controlan nuestra vida. Ese poder universal fluye en todos los animales, plantas y minerales. Por eso, si alguien enferma, probablemente asumirá que un enemigo le ha causado esa enfermedad al manipular dicho poder o los espíritus en su contra. Tradicionalmente, para solucionarlo no se acude a un médico, sino a un chamán o curandero, alguien que sabe cómo tratar con este poder y los espíritus.

El brote más extendido de ébola tuvo lugar en África Occidental entre los años 2013 y 2016. Murieron más de 11.000 personas. Un factor importante en la propagación del virus, fue que la gente confiaba más en su visión animista del mundo que en la medicina occidental. Se negaron a poner en cuarentena a sus familiares y prefirieron llevarlos a un curandero. Como resultado, muchas personas murieron.

En Occidente, la mayoría hemos aprendido a ver la realidad de una manera científica y física, como si solo incluyera lo que se puede ver, tocar y medir. Un

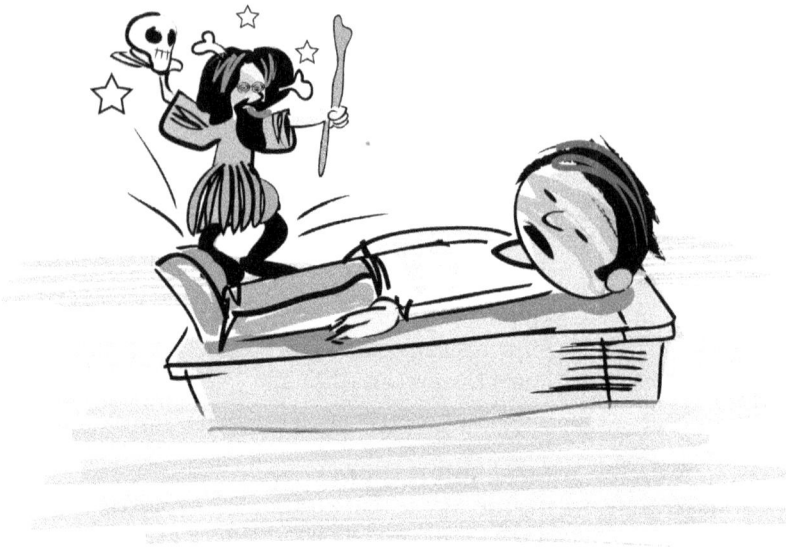

libro de texto de medicina enseña que somos un conjunto de átomos, moléculas y productos químicos; no habla en absoluto del espíritu. Por eso, si tenemos una enfermedad grave, solemos ir directamente a un médico asumiendo que necesitamos análisis y luego un tratamiento, tal como una píldora o una operación. Sin embargo, la mitad de los síntomas que los médicos tratan no parecen tener una causa física.[1]

En ningún caso queremos negar las asombrosas verdades que la ciencia ha descubierto y sigue descubriendo, pero lo que la ciencia enseña como un hecho hoy, puede resultar no serlo mañana, cuando nuevos descubrimientos aporten una perspectiva diferente.

1   https://bjgp.org/content/63/617/625

La Biblia nos enseña cómo es el mundo en verdad, sin embargo, los principios de la Biblia son intemporales y tenemos que darles supremacía. La Biblia es el mensaje de Dios para el pueblo que él creó y sólo ella revela cómo es la realidad.

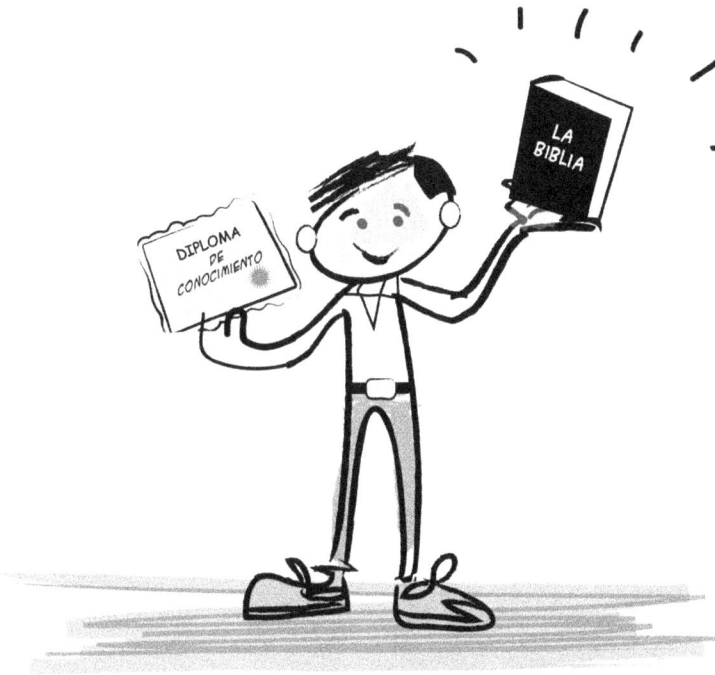

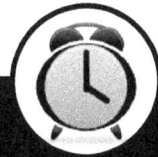

PAUSA PARA REFLEXIONAR 1

¿Cómo es que tu manera de ver el mundo afecta tu manera de ver la salud y la plenitud? ¿Cómo es que la Biblia muestra un énfasis o una perspectiva distintos?

El diseño original – cuerpo, mente, y espíritu

Una clave que enseña la Biblia es que Dios creó a nuestros antiguos antepasados, a quienes llaman Adán y Eva. Entre cristianos existen diferentes opiniones sobre cómo lo hizo exactamente. Algunos creen que la creación tomó siete días, literalmente, mientras que otros creen que el proceso de la creación tomó mucho más tiempo. En cualquier caso, la ciencia confirma que todos descendemos de un hombre y una mujer: la prueba está en los cromosomas Y de nuestro ADN mitocondrial.

Cuando Dios los creó, les dio un cuerpo, pero fue mucho más que eso. Dios los creó a su imagen y semejanza (Génesis 1:26) y, como Dios es espíritu (Juan 4:24), nosotros también, en nuestro núcleo, somos seres espirituales.

Imagínate que tenemos tres capas: en el núcleo somos espíritu. En el exterior está nuestro cuerpo. La capa que comprende nuestra mente, emociones y voluntad une las otras dos capas.

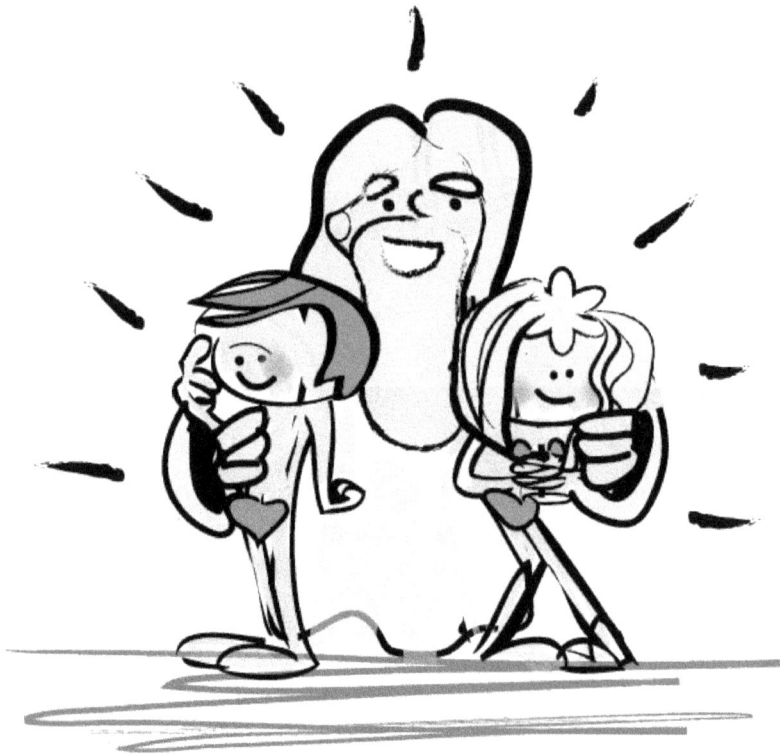

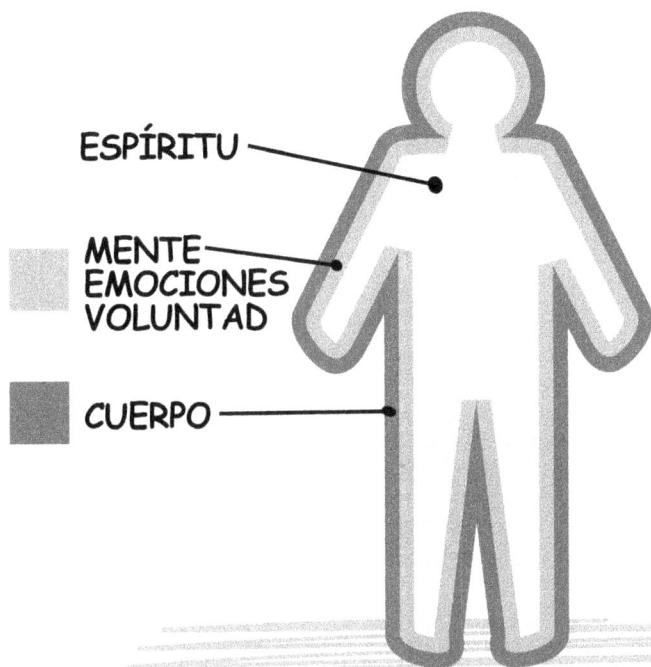

ESPÍRITU

MENTE
EMOCIONES
VOLUNTAD

CUERPO

La medicina occidental se enfoca principalmente en el cuerpo. Toma en cuenta la mente y las emociones hasta cierto punto, pero generalmente ignora el espíritu por completo.

Para llegar a una comprensión completa de la salud, tenemos que tomar en cuenta la totalidad de la persona.

Una cuestión de tiempo

No conocemos el tiempo de Dios. La Biblia habla de dos épocas en las que todos gozan de perfecta salud.

La primera fue cuando Dios creó el mundo y declaró que su creación era «muy buena» (Génesis 1:31). Adán y Eva estaban vivos espiritualmente, conectados con Dios. Tenían cuerpos perfectos, sin enfermedades, y no experimentaban problemas mentales o emocionales, tales como la ansiedad o la depresión.

Cuando Adán eligió desobedecer a Dios, hubo consecuencias importantes para él y para nosotros. Su espíritu se desconectó de Dios, y entregó su derecho a gobernar el mundo a Satanás, el enemigo de Dios.

De cierto modo, el origen de toda enfermedad y dolencia de espíritu, mente y cuerpo puede-remontarse a ese punto.

Por eso Dios envió a Jesús, su único hijo, a morir en nuestro lugar. Esta profecía fue escrita sobre él muchos años antes de que naciera:

> «Ciertamente él cargó con nuestras enfermedades y soportó nuestros dolores, pero nosotros lo consideramos herido, golpeado por Dios, y humillado. Él fue traspasado por nuestras rebeliones, y molido por nuestras iniquidades; sobre él recayó el castigo, precio de nuestra paz, y gracias a sus heridas fuimos sanados». (Isaías 53:4-5)

Podemos decir tanto «penas y aflicciones» como «dolor y sufrimiento»; las palabras originales tienen ambos significados.

Jesús vino a ocuparse de nuestro pecado, de nuestras enfermedades físicas y de nuestro sufrimiento mental. «Gracias a sus heridas fuimos sanados».

La palabra griega *sozo* aparece más de cien veces en el Nuevo Testamento. Suele traducirse como «salvación», pero también tiene el sentido de «sanidad», «liberación», «libertad» y «plenitud».

Jesús vino a destruir todas las obras del maligno, que incluyen la enfermedad, la dolencia y la muerte. Murió y resucitó para que pudiéramos estar completos en espíritu, mente y cuerpo.

La segunda *época* en la que los seguidores de Jesús serán completamente sanos sucederá en el futuro, cuando Jesús regrese. Habrá un nuevo cielo y una nueva tierra, no habrá más sufrimiento, y tendremos nuevos cuerpos sanos que vivirán para siempre.

Ahora mismo vivimos entre esas épocas, después de la resurrección de Jesús, pero antes de su segunda venida. Satanás ha sido condenado y juzgado, pero aún no ha sido encarcelado permanentemente.

La pregunta crucial es ésta: **¿Qué significa ser un hijo de Dios vivo espiritualmente que vive en un mundo no redimido y no restaurado?**

Llegar a la raíz

Algunas enfermedades, como la malaria o la amigdalitis, tienen una raíz puramente física. Otras pueden tener una raíz espiritual. Y otras pueden tener una raíz mental o emocional.

Tanto en la medicina convencional como en la Iglesia, ocasionalmente nuestro acercamiento a la curación es como arrancar las malas hierbas sin arrancar las raíces.

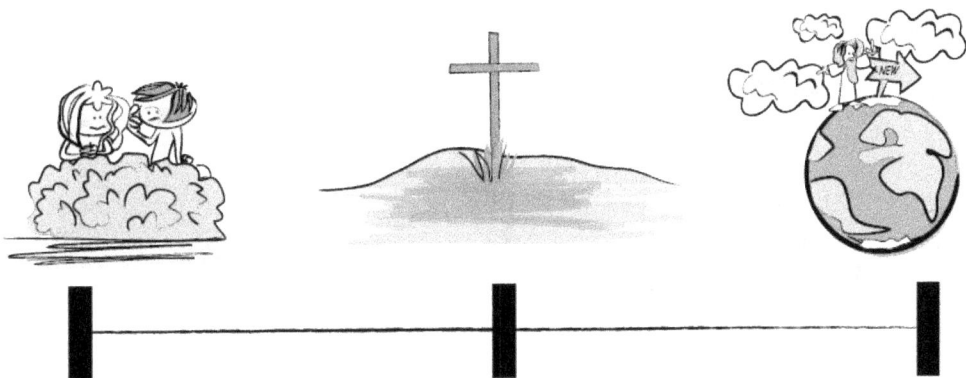

Por ejemplo, una señora acude al médico con indigestión, gases y náuseas. El médico solicita unos análisis y le diagnostica una inflamación del estómago. Le dan pastillas para curar el revestimiento del estómago. Un buen médico también aconsejaría cambios en el estilo de vida, como dejar de fumar, reducir el alcohol y comer menos picante.

En Occidente, la medicina suele detenerse aquí después de abordar los problemas físicos, pero se podría profundizar. Tal vez los síntomas empezaron durante una época estresante en la que su marido la dejó por otra persona. Le cuesta dormir y se siente ansiosa y agotada. El médico podría recomendarle psicoterapia. Podría aprender a controlar la ansiedad, a comer bien y hacer ejercicio, a cuidarse y desarrollar nuevos pasatiempos. Todo esto es bueno.

Podríamos ahondar más y considerar su espíritu, la parte fundamental de su ser. Esto rara vez ocurre en el plan de tratamiento, porque los médicos no han sido formados para considerar el ámbito espiritual.

¿Podría esta señora estar enfadada y amargada con su marido? Eso sería perfectamente comprensible. Pero Jesús contó una historia en Mateo 18:21-35 para advertirnos que, si no perdonamos de corazón, experimentaremos un tormento espiritual. Si esta es realmente la raíz, cuando la señora tome la decisión de perdonar a su marido de corazón, es probable que la ansiedad y la depresión comiencen a mejorar, y la inflamación pueda sanar.

A menudo, los síntomas físicos pueden ser una bandera roja que nos avisa que puede haber algo mal en un nivel más profundo.

La investigación médica lo respalda. Dos estudios encontraron «una asociación significativa entre el diagnóstico de cáncer de mama y un patrón de comportamiento, que persiste a lo largo de la vida adulta, de liberación anormal de las emociones». En la mayoría de los casos, esto tenía que ver con la supresión de emociones, especialmente la ira[2]. Se encontró una relación similar con el cáncer de intestino en aquellos que reprimen la ira y otras emociones negativas[3].

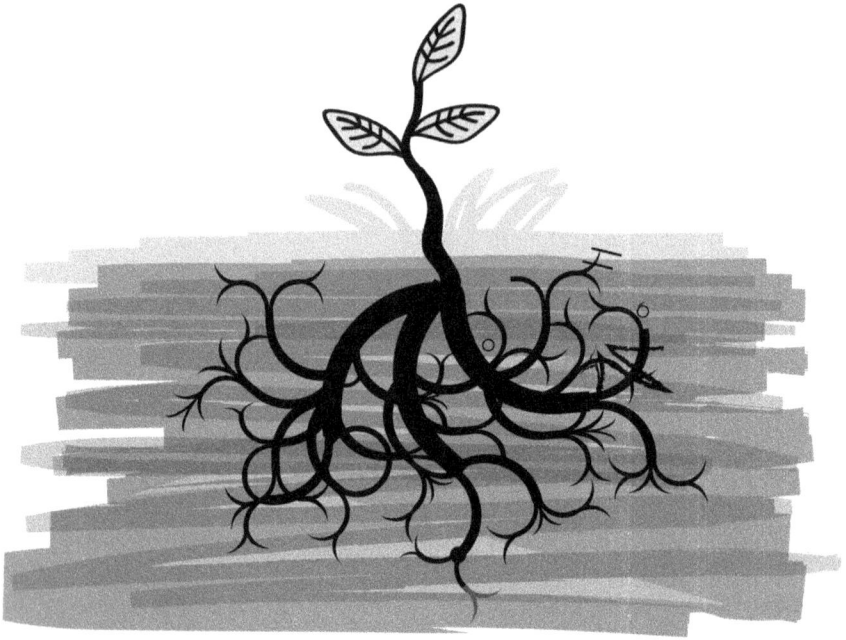

2 Greer, S. y Morris, T. (1975). Atributos psicológicos de las mujeres que desarrollan cáncer de mama: Un estudio controlado. *Journal of Psychosomatic Research*, 19, 147-153.

3 La personalidad como factor de riesgo en el cáncer de intestino grueso: datos del Melbourne Colorectal Cancer Study GA Kune, S Kune, LF Watson. *Psychological Medicine* 1991, Cambridge.org

La Biblia también relaciona los síntomas físicos con cuestiones más profundas:

«El corazón tranquilo da vida al cuerpo, pero la envidia corroe los huesos». (Proverbios 14:30)

Vamos a examinar sucesivamente nuestro espíritu, nuestra mente, nuestras emociones, nuestra voluntad y nuestro cuerpo. Luego sacaremos algunas conclusiones sobre cómo podemos convertirnos en las personas que Dios quiere que seamos y hacer las cosas que él ha preparado para nosotros. Y elaboraremos cómo podemos abordar la búsqueda de la sanidad y la plenitud en nuestras propias situaciones.

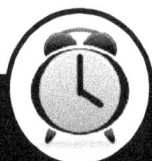

PAUSA PARA REFLEXIONAR 2

¿Qué experiencias tienes de problemas espirituales, mentales y emocionales que son la raíz de un problema de salud física? ¿Cómo podríamos tratar un problema en particular, al descubrir la causa u origen?

Claves para llevar a casa

1. Tendemos a ver el mundo con base en nuestra cultura, educación, y como nos criaron, pero tenemos que aprender a verlo como Dios dice que es.

2. Toda enfermedad proviene en última instancia de la elección de Adán de desobedecer a Dios y confiar en las mentiras de Satanás más que en la verdad de Dios.

3. Jesús murió y resucitó por nuestra plenitud, que va más allá que solo nuestra salud física.

4. Estar físicamente sano no es un fin suficiente en sí mismo.

5. Dios tiene un propósito para tu vida, y buenas obras que ha dispuesto de antemano.

6. Los problemas del espíritu, la mente y el cuerpo pueden afectar la salud y debemos tener en cuenta los tres.

7. En lugar de limitarnos a tratar el asunto superficialmente, debemos disponernos a identificar y tratar el problema desde la raíz.

¿Por qué no meditar en una de estas «Claves» cada día de la próxima semana y pedir a Dios que te ayude a entender cómo se aplica a tu propia vida y pensamiento?

PARA PROFUNDIZAR

La sección «Para Profundizar» que encontrarás al final de cada sesión ofrece algunas preguntas para considerarlas en casa. Están diseñadas para ayudarte a profundizar respecto a lo que se ha enseñado durante la sesión.

*   ¿De qué manera te has centrado puramente en la salud física en lugar de en la plenitud de todo tu ser: espíritu, mente y cuerpo?

*   Considera cuál es tu reacción cuando te enfrentas a una enfermedad en ti mismo o en otra persona. ¿A dónde acudes primero? ¿Buscas, por ejemplo, ayuda espiritual, ayuda física, ayuda terapéutica alternativa? ¿Por qué eliges esa opción?

*   ¿Has considerado antes que los síntomas físicos pueden tener una raíz a nivel del espíritu o de la mente? ¿Puedes pensar en un ejemplo de esto en tu propia experiencia?

*   Si actualmente te enfrentas a un problema de salud, ¿hasta dónde estás dispuesto a llegar en la búsqueda y tratamiento de las posibles raíces de la enfermedad? ¿Qué podría impedirte profundizar?

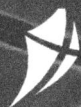

Espiritualmente vivos

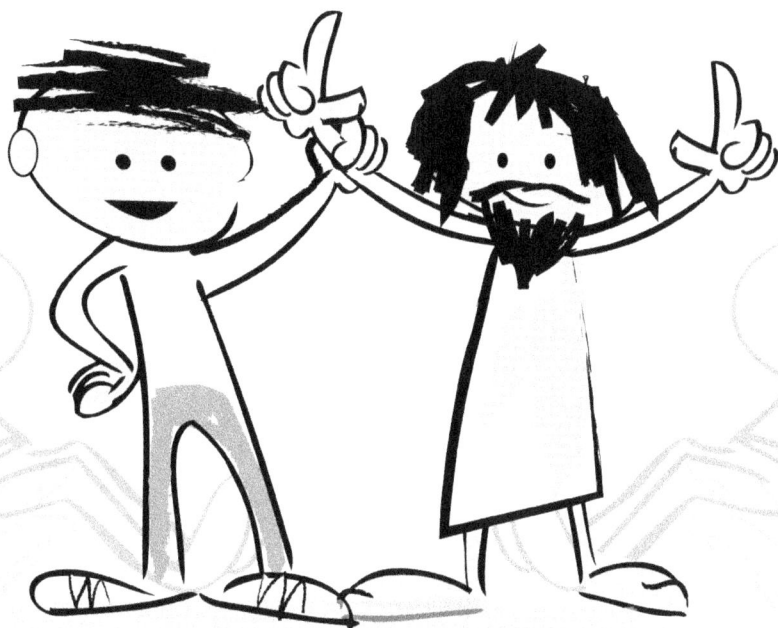

¿DE QUÉ TRATA?

OBJETIVO:

- Comprender los beneficios que se derivan de tener nuestro espíritu conectado al Espíritu de Dios.
- Tomar conciencia de algunos peligros que pueden impedirnos experimentar esos beneficios en nuestro día a día.
- Entender cómo eliminar toda influencia que el enemigo pueda haber ganado en nosotros a través de nuestros pecados pasados.

VERSÍCULO CLAVE: «...yo he venido para que tengan vida, y la tengan en abundancia». (Juan 10:10)

BIENVENIDA

¿Cómo te ves principalmente: como un «cuerpo con espíritu» o como un «espíritu con cuerpo»?

ALABANZA

Jesús murió y resucitó específicamente para que tengamos vida abundante. Considera estos versículos y alábale por su vida:

Jesús respondió: «Yo soy el camino, la verdad y la vida. Nadie llega al Padre sino por mí». (Juan 14:6)

«Pues, si por la transgresión de un solo hombre reinó la muerte, con mayor razón los que reciben en abundancia la gracia y el don de la justicia reinarán en vida por medio de un solo hombre, Jesucristo». (Romanos 5:17)

«Pues por medio de él la ley del Espíritu de vida me ha liberado de la ley del pecado y de la muerte». (Romanos 8:2)

Duración del vídeo: 35:05

Pausa para reflexionar 1: minuto 22:01

Pausa para reflexionar 2: minuto 32:44

ENSEÑANZA

Una cuestión de vida y muerte

Antes de que Adán y Eva pecaran, sus espíritus estaban conectados con Dios. Eran totalmente aceptados, estaban completamente seguros y se sentían sumamente importantes. En resumen, estaban completos y sanos.

Cuando Adán desobedeció a Dios, murió espiritualmente, lo que significó que perdiera la seguridad, la importancia y la aceptación que se derivaban de estar conectado a Dios.

Por lo tanto, todos nosotros nacimos con nuestro espíritu desconectado de Dios.

Así que Dios envió a Jesús, que dijo: «...yo he venido para que tengan vida, y la tengan en abundancia». (Juan 10:10)

En el momento en que aceptamos a Jesús y lo hicimos nuestro Señor, nuestro espíritu se reconectó con Dios. ¡Volvimos a la vida!

Y eso nos devolvió a la posición de Adán y Eva antes de pecar. Nuestras necesidades más profundas de seguridad, importancia y aceptación las satisface Cristo completamente.

El que tu espíritu, el «verdadero tú», haya sido restaurado en un 100% al diseño original de Dios es una noticia potencialmente maravillosa para tu salud, tu plenitud y tu capacidad de dar fruto.

Sin embargo, nos enfrentamos a tres peligros importantes que pueden impedir que experimentemos todos sus beneficios.

Peligro 1: Podemos vivir como si nada hubiera cambiado

Debido a que nacimos sin la relación que siempre debimos tener con Dios como Padre, pasamos gran parte de nuestra vida como huérfanos espirituales. No nos sentíamos seguros. Buscábamos constantemente amor y aceptación. No conocíamos nuestra verdadera identidad.

Si sigues a Jesús, ya no eres huérfano. Ahora eres un hijo o hija del Rey de Reyes, un príncipe o una princesa.

Pero es fácil quedarse con esa mentalidad de huérfano. Tal vez te han enseñado que tus pecados han sido perdonados, pero sigues sintiendo que en lo más profundo de tu ser eres la misma persona mala y corrompida, culpable, avergonzada, condenada, con la sensación de que Dios está decepcionado de ti.

El Nuevo Testamento ya no utiliza la palabra «pecador» para describir a las personas que siguen a Jesús, aunque todavía pecamos de vez en cuando. La palabra que utiliza para describirnos es «santo».

> «Al que no cometió pecado alguno, por nosotros Dios lo trató como pecador, para que en él recibiéramos la justicia de Dios». (2 Corintios 5:21)

No sólo fuiste cubierto con la justicia de Dios como si cuando él te mira, ve a Jesús en tu lugar. No es así, te convertiste en la justicia de Dios en el núcleo más profundo de tu ser. Lo que significa que cuando Dios te mira, te ve como realmente eres, ¡y se deleita en ti!

Pero si sigues creyendo en los mensajes que el mundo te lanza, o si tiendes a medirte por tus experiencias pasadas o tus fracasos presentes, seguirás viviendo como un huérfano/a.

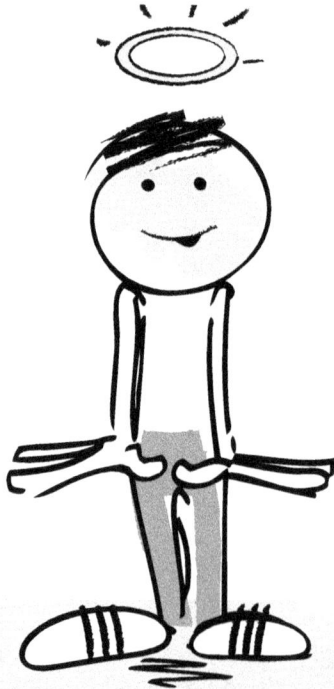

Ya no somos huérfanos

Padre Dios, gracias porque no me dejaste huérfano/a. Gracias porque ahora puedo clamar a ti, «Abba, Padre».

Me niego a creer la mentira que dice que soy huérfano.

Elijo creer la verdad que he nacido en tu familia y que ahora soy tu hijo muy amado.

Me niego a creer la mentira que dice que, para que tú me ames, tengo que hacer algo para complacerte.

Elijo creer la verdad que tú me amas tal como soy porque tú eres amor.

Me niego a creer la mentira que dice que tengo que esforzarme para obtener tu atención.

Elijo creer la verdad que tú siempre me prestas toda tu atención.

Me niego a creer la mentira que dice que me rechazarás si no actúo bien.

Elijo creer la verdad que tú me aceptas completamente, incluso cuando fracaso.

Me niego a creer la mentira que dice que tengo que proveer para mí mismo.

Elijo creer la verdad que tú prometes darme todo lo que necesito.

Me niego a creer la mentira que dice que sólo puedo confiar en mí mismo.

Elijo creer la verdad que tú prometes ayudarme y puedo confiar plenamente en ti.

Me niego a creer la mentira que dice que nadie me conoce ni se preocupa por mí.

Elijo creer la verdad que tú me conocías desde antes de la creación del mundo y que Jesús habría muerto por mí si yo hubiera sido la única persona que lo necesitaba.

Me niego a creer la mentira que dice que tengo que compararme con los demás.

Elijo creer la verdad que soy único y que tú me valoras y me amas por lo que soy.

Me niego a hablar mal mí mismo/a.

Elijo hablar de mí mismo/a de la misma manera que tú hablas de mí.

Me niego a creer la mentira que dice que merezco un castigo o una enfermedad.

Elijo creer la verdad que Jesús tomó todo el castigo que yo merecía.

Declaro que quiero estar completo, sano y ser fructífero; por tu gracia eso es lo que seré.

Amén.

Saber quiénes somos en Cristo es vital

Se llevó a cabo un estudio para averiguar cómo ayudar a los nativos Pima de Arizona a realizar cambios positivos en su estilo de vida. A un grupo se le dio información sanitaria sobre ejercicio y nutrición. A otro grupo se le dio lo mismo, pero además participó en charlas periódicas con los líderes locales sobre la cultura y la historia Pima, lo que les hizo sentirse bien de su herencia. Un año más tarde, el grupo que participó en las charlas mejoró su peso, el perímetro de la cintura, los niveles de glucosa en sangre y los niveles de insulina. La mejora de su autoestima tuvo un efecto significativo en su comportamiento, que a su vez tuvo un efecto positivo en su salud[4].

¿Cómo está tu autoestima? O, dicho de otro modo, ¿qué crees sobre ti mismo? Espero que te sientas como un príncipe o una princesa, un hijo de Dios que está seguro es importante y es aceptado.

Cuando asimilamos nuestra identidad, vivimos en base a ella.

El mundo se enfoca en tener una gran salud física. ¿No será mejor conocer la verdad y vivir conforme a ella?

Peligro 2: No darse cuenta de que cosechamos lo que sembramos

«No se engañen: de Dios nadie se burla. Cada uno cosecha lo que siembra». (Gálatas 6:7)

Nuestras acciones tienen consecuencias. Dios nos ama y nos dice lo que es bueno y lo que es malo para nosotros. Nos enfrentaremos a las consecuencias de nuestras elecciones. El pacto que Dios hizo con Israel incluía bendiciones por la obediencia y maldiciones por la desobediencia (Deuteronomio 28). Estas

4 (Venkat Narayan KM, Hoskin M, Kozak D, Kriska AM, Hanson AM, Pettitt DJ, et al. Ensayo clínico aleatorio de intervenciones en el estilo de vida de los indios Pima: un estudio piloto. Diabetic Medicine 1998;15: 66-72.

maldiciones incluían enfermedades y plagas.

Por mucho que nos engañemos, por ejemplo, diciendo que comer y beber cosas azucaradas está bien, tarde o temprano cosecharemos lo que sembramos en términos de mala salud. Ser cristianos no nos protegerá de ello.

- Egipto sufrió plagas mortales cuando el Faraón desobedeció a Dios. (Éxodo 7:14; 11:10)
- El orgullo (arrogancia) del rey Uzías lo llevó a la desobediencia y la consecuencia fue la lepra. (2 Crónicas 26:16-20)
- Elimas, el hechicero, quedó ciego cuando se opuso abiertamente a Dios. (Hechos 13:6-12)
- La enfermedad de los corintios provenía de «comer y beber su propia condena» porque estaban participando de la mesa del Señor de manera equivocada. (1 Corintios 11:29-30)

No todas las enfermedades provienen de la desobediencia. Pero está claro que algunas sí.

Peligro 3: Podemos permitir que el enemigo influya en nuestra vida a través del pecado y que esto nos lleve a la enfermedad

Es importante saber que Satanás no tiene el poder de entrar en tu vida a voluntad y hacerte daño (1 Juan 5:18). Eres un hijo de Dios y Satanás no puede hacerte daño, a menos que se lo permitas.

Cuando Jesús curaba a la gente, a veces simplemente sanaba la enfermedad, lo que implicaba que tenía una raíz puramente *física*: una deformidad o un virus, tal vez.

Sin embargo, en otras curaciones expulsó a un demonio y luego la persona quedó sana. La conclusión clara que podemos sacar es que una posible causa de un problema de salud es que un demonio tenga algún tipo de influencia en la vida de una persona.

En Juan 14:30, Jesús dice a sus discípulos: «Ya no hablaré más con ustedes, porque viene el príncipe de este mundo. Él no tiene ningún dominio sobre mí».

¿Cuál es el instrumento que Satanás podría usar para tener influencia en nuestra vida?

> «Si se enojan, no pequen. No permitan que el enojo les dure hasta la puesta del sol, ni den cabida al diablo». (Efesios 4:26-27)

El enojo en sí mismo no es pecado, es sólo una emoción, pero si no lo resolvemos en poco tiempo se convierte en amargura, que sí es pecado y le damos «cabida» al diablo; un asunto espiritual.

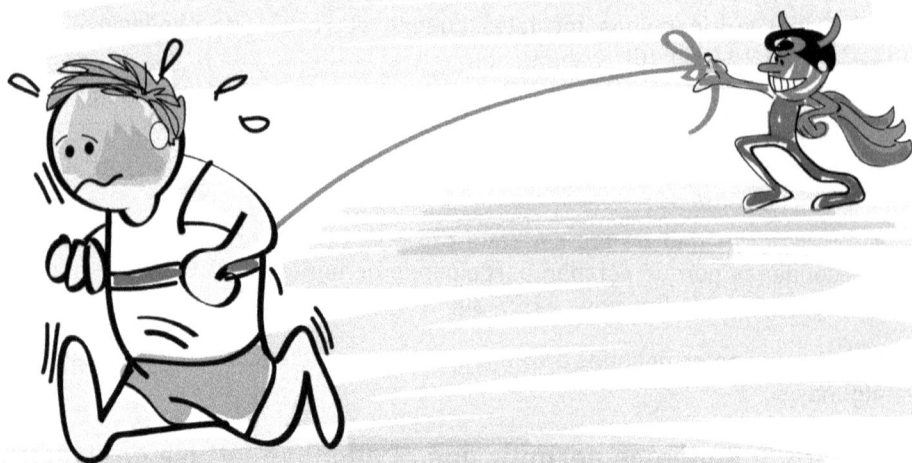

Pablo explica en 1 Corintios 6:15-17 que si un hijo de Dios, cuyo espíritu está unido al Espíritu de Dios, se une también a una prostituta, se hace «un solo cuerpo con ella». No se trata sólo de una unión *física*, sino que se unen *espiritualmente*. Este vínculo espiritual puede hacer que vuelva a la misma persona o al mismo pecado una y otra vez. También puede llevar a la enfermedad: se advierte a la iglesia de Tiatira que la enfermedad vendrá a menos que se arrepientan de la inmoralidad sexual (Apocalipsis 2:22-23).

Lo maravilloso es que, no importa cuántas experiencias sexuales pasadas hayas tenido o cuáles hayan sido, no cambian tu nueva identidad como santo, y puedes recuperar cualquier terreno que hayas cedido al enemigo.

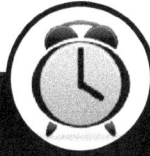

PAUSA PARA REFLEXIONAR 1

«Mas a cuantos lo recibieron, a los que creen en su nombre, les dio el derecho de ser hijos de Dios. Estos no nacen de la sangre, ni por deseos naturales, ni por voluntad humana, sino que nacen de Dios». (Juan1:12-13)

A menudo pensamos que hemos sido «adoptados» por Dios, pero la Biblia habla de que hemos «nacido de nuevo» como sus hijos. ¿Qué diferencia hay en saber que hemos nacido en la familia de Dios, en lugar de solo haber sido adoptados por él?

Recuperar el terreno del enemigo

«Así que sométanse a Dios. Resistan al diablo, y él huirá de ustedes». (Santiago 4:7)

Cuando confesamos el pecado y nos volvemos a Dios, nos sometemos a él. Pero también debemos *resistir* y recuperar el terreno que le hemos cedido al diablo. Sólo entonces huye de nosotros.

Los Pasos hacia la Libertad en Cristo (un proceso tranquilo y respetuoso del Dr. Neil Anderson) es una herramienta que puedes utilizar para lograrlo. Es bueno pasar por ellos regularmente. ¡Es el equivalente espiritual de la revisión anual de tu automóvil!

Le pides al Espíritu Santo que te muestre, a lo largo de toda tu vida, dónde le has dado «cabida» al enemigo a través del pecado pasado. Entonces te sometes y resistes. En ese momento puedes esperar que se resuelva toda enfermedad causada por un asunto espiritual.

Paso 1: Lo FALSO frente a lo VERDADERO
Trata la falsa orientación, la participación en prácticas ocultas y las falsas religiones.

Paso 2: EL ENGAÑO frente a la VERDAD

Paso 3: La AMARGURA frente al PERDÓN

Paso 4: La REBELIÓN frente a la SUMISIÓN

Paso 5: La SOBERBIA frente a la HUMILDAD

Paso 6: La ESCLAVITUD frente a la LIBERTAD
Trata de los pecados habituales, incluidos los sexuales.

Paso 7: Las MALDICIONES frente a las BENDICIONES
Trata los conflictos de generaciones anteriores: puede ser que el pecado de nuestros padres o abuelos haya dado a Satanás el derecho de influir no sólo en ellos sino también en nosotros.

Cuando los psicólogos llevaron a cabo tres estudios piloto con personas que habían pasado por *Los Pasos de la Libertad en Cristo*, los resultados mostraron un asombroso 40-50% de mejora después de tres meses en áreas claves de su salud mental como la depresión, la ansiedad, el miedo, la ira, los pensamientos tormentosos, los hábitos negativos y la autoestima[1].

Tomar acción en el nivel espiritual se tradujo en un cambio positivo a nivel de salud mental. Las siguientes cifras muestran el porcentaje medio de mejora.

	Depresión	Ansiedad	Conflicto interno	Pensamientos tormentosos	Conducta adictiva
Estudio 1	64%	58%	63%	82%	52%
Estudio 2	47%	44%	51%	58%	43%
Estudio 3	52%	47%	48%	57%	39%

[1] Estudios administrados por Judith E. King, LMSW, ACSW, Sonlife Associates, Grand Rapids, MI, USA

Condiciones psiquiátricas

En Lucas 8:26-39, Jesús se encuentra con un hombre que hoy en día sería catalogado como enfermo psiquiátrico, pero la Biblia deja claro que su condición particular era causada por demonios. Jesús no le dio medicamentos ni lo encerró, sino que lo liberó expulsando a los espíritus malignos que lo atormentaban, de modo que quedó «en su sano juicio».

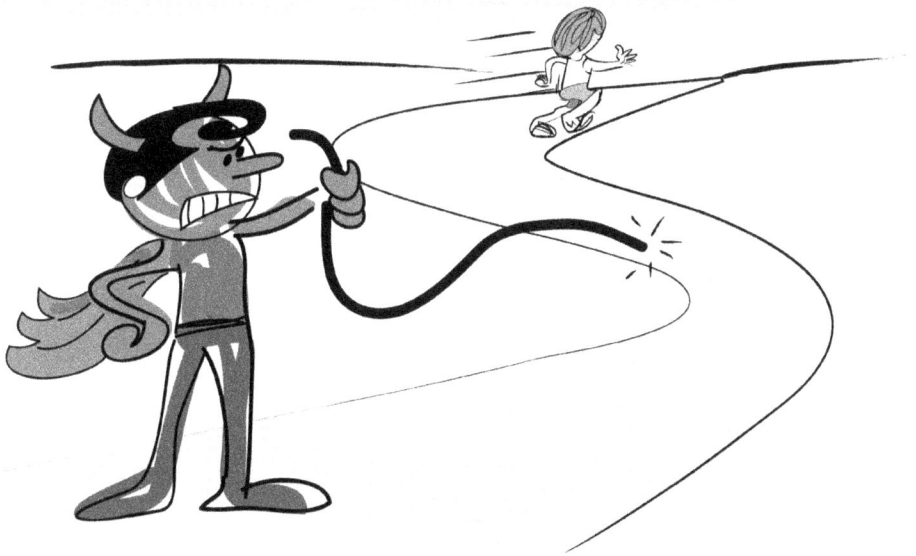

Los pacientes psiquiátricos suelen estar atormentados por voces en su mente. Las voces suelen ser violentas (les dicen que se maten o que maten a otros), son condenatorias («eres inútil, sucio, vergonzoso, culpable»), o causan temor. La visión del mundo en la psiquiatría secular no permite la posibilidad de que esas voces puedan provenir de un demonio. Una cosmovisión bíblica reconocería la posibilidad de que la voz que alguien escucha pueda provenir del enemigo.

Es una revelación para algunas personas cuando se dan cuenta de que las voces negativas en su cabeza no son necesariamente suyas y no tienen que escucharlas.

La medicina occidental ha descubierto que en la esquizofrenia y otras enfermedades psiquiátricas puede haber un desequilibrio de interacción en las vías químicas de la serotonina, la dopamina y la noradrenalina (aunque no está claro si el desequilibrio químico causa los síntomas o si los síntomas causan el desequilibrio). La medicación antipsicótica o antidepresiva se utiliza para brindar equilibrio, bloquear las voces o mejorar el estado de ánimo, y puede ayudar a las personas con problemas de salud mental a mantenerse estables y seguras, e incluso a funcionar mejor. Los equipos de salud mental hacen un trabajo estupendo al tratar los problemas mentales graves, pero rara vez los curan.

No estamos diciendo que todas las enfermedades psiquiátricas o mentales sean causadas por cuestiones espirituales. Sin embargo, si vamos a adoptar una cosmovisión bíblica, es una posibilidad que debemos considerar.

Y si esto resulta ser así, entonces hay una gran esperanza de curación a medida que las personas aprenden a tomar su autoridad en Cristo, a someterse a Dios y a resistir al diablo.

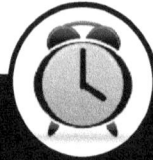

PAUSA PARA REFLEXIONAR 2

¿De qué manera puede el pecado conducir a problemas de salud?

¿Cómo podríamos prevenir que esto suceda?

Claves para llevar a casa

1. No te centres en la buena salud. Céntrate en conocer la verdad y vivir conforme a ella.

2. Tu espíritu, «tu verdadero yo», está vivo y conectado con Dios.

3. Tus necesidades más profundas de seguridad, importancia y aceptación tienen plena satisfacción en Cristo.

4. Ya no eres huérfano. ¡Eres un hijo de Dios!

5. Cosechamos lo que sembramos, y eso se aplica tanto a la salud como a cualquier otra área.

6. El pecado no resuelto puede ser la raíz de enfermedades físicas, mentales y emocionales, pero es sencillo eliminarlo.

7. No podemos saber si la raíz de una enfermedad en particular es espiritual, mental o física, pero podemos descartar una raíz espiritual pasando por un chequeo espiritual regular como Los Pasos hacia la libertad en Cristo. Hay más información sobre esta herramienta en la página 40.

PARA PROFUNDIZAR

- Por lo tanto, si alguno está en Cristo, es una nueva creación. ¡Lo viejo ha pasado, ha llegado ya lo nuevo!». (2 Corintios 5:17)

- Dedica un tiempo (al menos cinco minutos) a reflexionar sobre las implicaciones que tiene para tu vida esta afirmación bíblica.

- Repite la siguiente afirmación lentamente cuatro o cinco veces: «Soy un/a hija/o muy querida/o del Rey de Reyes». Considera cómo tiendes a verte, a pensar de ti y a hablar de ti misma/o.

- ¿Coinciden los pensamientos que tienes sobre ti misma/o con lo que Dios dice de ti en la Biblia? Si no es así, ¿de dónde crees que pueden venir? Si los pensamientos que tienes no reflejan la verdad, ¿tienes que seguir pensándolos?

- Lee despacio la lista «Ya no somos huérfanos» de las páginas 35-36. Pídele al Espíritu Santo que destaque una o dos verdades de esta lista en las que quiere que pienses. Dedica un tiempo a meditar en ellas. Dilas en voz alta cada día, tal vez mientras tomas o comes algo.

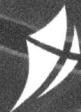

Mente sana

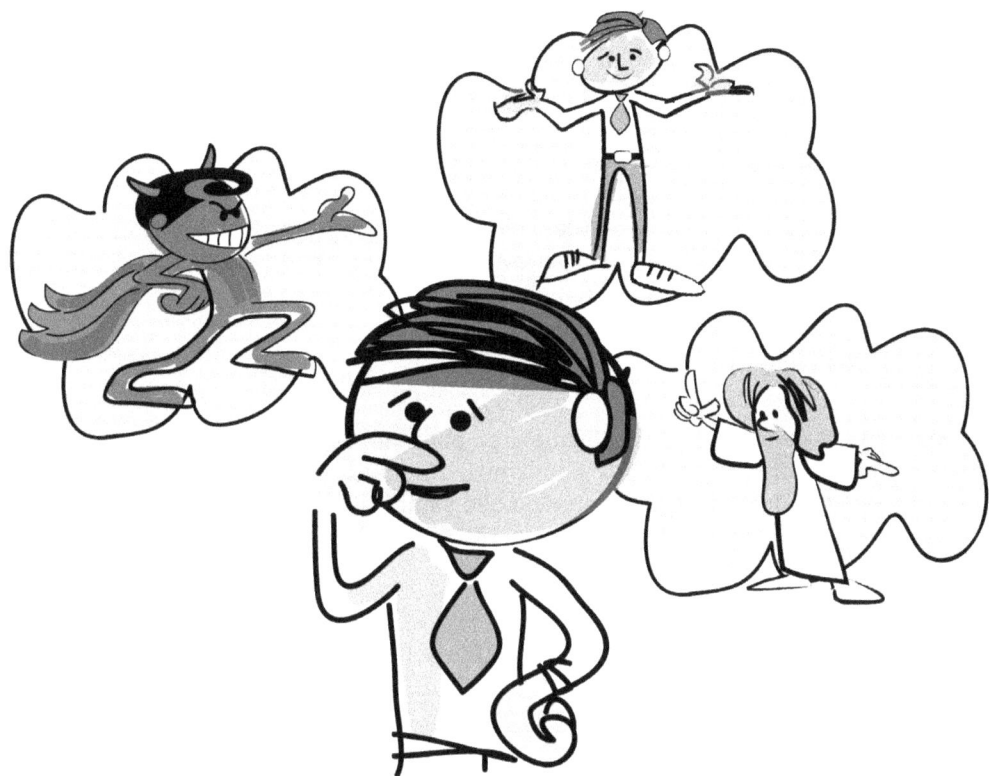

¿DE QUÉ TRATA?

OBJETIVO:

Entender:

- ¿Qué es la «carne» y cómo funciona?
- Que las circunstancias difíciles del presente no son en sí mismas el problema, sino cómo las percibimos
- Que los acontecimientos traumáticos del pasado no son en sí mismos el problema, sino las mentiras que nos hicieron creer.

Aprender a:

- Tomar cada pensamiento y llevarlo cautivo
- Renovar tu mente con lo que dice la Biblia, es lo que producirá una transformación duradera.

VERSÍCULO CLAVE:

«No se amolden al mundo actual, sino sean transformados mediante la renovación de su mente. Así podrán comprobar cuál es la voluntad de Dios, buena, agradable y perfecta». (Romanos 12:2)

BIENVENIDA

Los médicos están de acuerdo en que gran parte de los síntomas médicos son consecuencia directa de lo que pensamos. ¿Significa que esos síntomas no son reales («todo está en la mente»), o qué significa?

ALABANZA

Alabemos a Dios por su verdad y adorémosle porque él es **la verdad** (Juan 14:6):

- La Biblia revela la verdad (Juan 17:17)
- La Biblia es la palabra inspirada por Dios (2 Timoteo 3:16)
- Hemos recibido el Espíritu de verdad (Juan 16:13).

Duración del vídeo: 35:33   Pausa para reflexionar 1: minuto 14:50

Pausa para reflexionar 2: minuto 32:33

ENSEÑANZA

Reflexionemos sobre el pensamiento

Pablo nos dice en Romanos 12:2 que la renovación de nuestra mente es la clave para la transformación continua como discípulos de Jesús.

La mente no es lo mismo que el cerebro: cuando muramos, nuestro cerebro volverá al polvo con el resto de nuestro cuerpo, pero seguiremos teniendo nuestra mente. La mente y el cerebro funcionan juntos como las diferentes partes de un ordenador. El hardware del ordenador es como el cerebro: por sí solo no puede hacer mucho. Necesita un software para ser útil. Y nuestra mente es ese software. Incluso el mejor software no funcionará con un hardware que no funcione bien, por eso la enfermedad de Alzheimer es tan trágica. Pero en la Biblia el énfasis abrumador no está en el hardware, sino en el software, en la mente. Se trata de elegir la verdad, de llevar cautivo todo pensamiento para que se someta a Cristo.

«pues como piensa dentro de sí, así es». (Proverbios 23:7 LBLA)

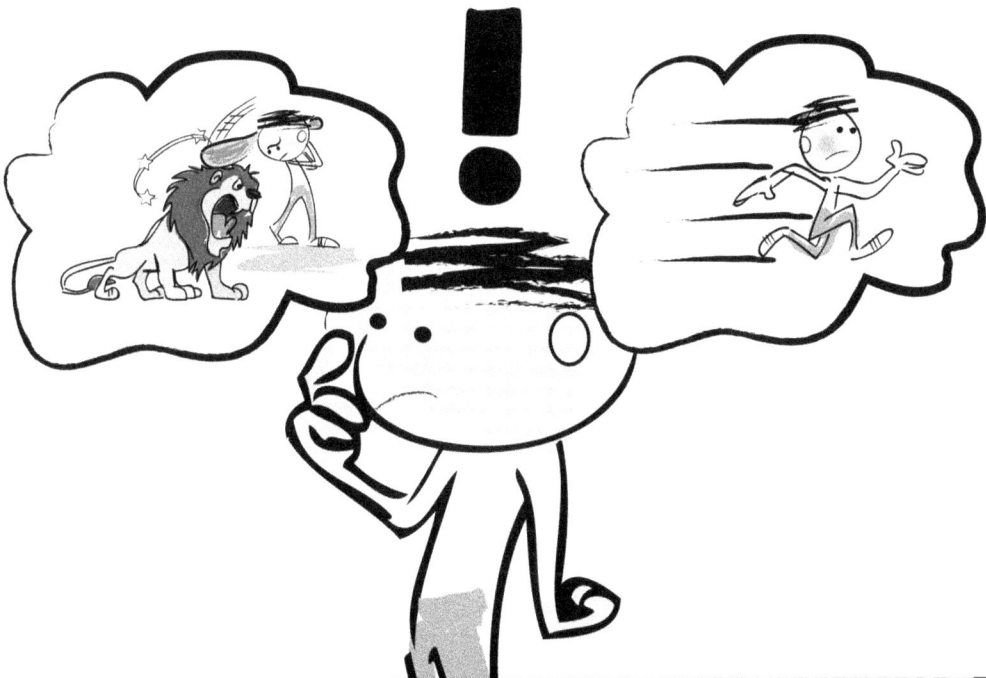

Respuesta a circunstancias difíciles o traumáticas

Cuando experimentamos un acontecimiento estresante, se produce una respuesta física en nuestro cuerpo: nuestro corazón late más rápido, nuestra boca se seca, respiramos más rápido, se nos revuelve el estómago. Esta es la respuesta de «lucha o huida», cuando nuestro sistema nervioso simpático se activa y nuestro cuerpo se llena de cortisol y adrenalina, listo para luchar o huir.

Este mecanismo puede salvarnos la vida, literalmente, pero si funciona en exceso puede ser perjudicial. Una estimulación excesiva de la adrenalina y el cortisol debilita el sistema inmunitario y esto se relaciona con el asma, los eczemas, los dolores de cabeza, las irregularidades cardíacas, el síndrome del intestino irritable y ciertos tipos de cáncer.

Pero el problema no es el acontecimiento estresante en sí mismo. El acontecimiento es captado por tus sentidos y luego pasa por tu mente, a través del software. A continuación, la mente interpreta los datos de forma personal, basándose en experiencias anteriores: recuerdos y traumas vividos. A continuación, devuelve los resultados al cerebro, que desencadena una reacción determinada.

No te afecta tanto tu entorno y circunstancias, pero sí la manera en que percibes ese entorno o esa circunstancia.

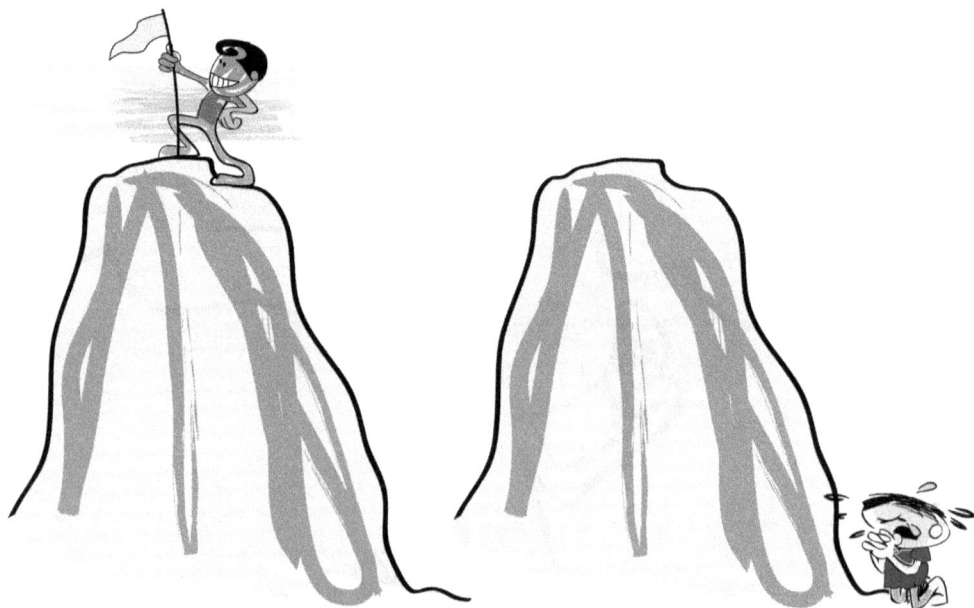

Dos personas pueden responder a la misma situación estresante de formas completamente diferentes, dependiendo de cómo se haya «programado» su mente. Para una persona, la pérdida de un trabajo puede ser una emocionante oportunidad para un nuevo reto: «¡Adelante!». Para otra persona puede ser algo devastador. Una persona puede sufrir una serie de desagradables ataques personales y creer que no le afectan. Otra persona puede sufrir lo mismo, y creer que el atacante es una persona horrible.

El problema no es el evento traumático en sí, sino la mentira que te hace creer.

El desencadenante de la reacción de lucha o huida no tiene por qué ser un acontecimiento real que esté ocurriendo en ese momento. Puede desencadenarse simplemente al pensar en alguien con quien estamos enfadados o en un recuerdo traumático del pasado. Por ejemplo, si de niño sufriste abusos por parte de un hombre con voz fuerte, cuando oigas a un hombre levantando la voz en la televisión puedes empezar a sentir pánico. Pero no es el hombre de la televisión el que provoca el estrés, sino el recuerdo o la experiencia del pasado que pasó por tu mente y que (comprensiblemente, pero equivocadamente) ha desarrollado la creencia errónea de que todos los hombres con voz fuerte son un peligro.

En la historia de David y Goliat, tanto David como el ejército israelita se enfrentaron a la misma situación estresante, pero la vieron de forma completamente diferente. Los soldados vieron al gigante en relación con ellos mismos, mientras que David lo vio en relación con Dios. David vio la situación como era en realidad.

Es fundamental que nuestro software-mente se base en lo que la Biblia revela como cierto, y no en lo que nos dicen nuestras experiencias pasadas. Como seguidor de Jesús tu identidad se basa no en tus experiencias pasadas, sino en lo que Dios dice de ti.

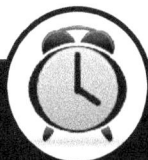

PAUSA PARA REFLEXIONAR 1

¿De qué manera pueden influir nuestra mente y nuestros pensamientos en nuestra salud? ¿Puedes pensar en ejemplos de tu propia experiencia?

Mira la lista de QUIEN SOY EN CRISTO en las páginas 57-58. ¿Cómo afectaría positivamente a nuestra salud el saber que cada una de estas afirmaciones es la verdad?

La carne

En 1979 se inició un fascinante experimento en Gales y 35 años después, la conclusión fue que el método usado retrasaba el desarrollo de las enfermedades del corazón hasta doce años, y de la demencia unos seis años. Sin embargo, no se trataba de un nuevo medicamento milagroso. Los participantes sólo tenían que comprometerse a hacer cinco cosas sencillas: comer bien, hacer ejercicio con regularidad, beber menos alcohol, mantener su peso bajo y no fumar nunca. Se apuntaron 2.500 hombres, pero 35 años después, sólo 25 seguían en el estudio. La gran mayoría se perdió de unos espectaculares beneficios para la salud[1].

Efesios 2 nos ayuda a entender por qué tendemos naturalmente a tomar malas decisiones.

> «En otro tiempo ustedes estaban muertos en sus transgresiones y pecados, en los cuales andaban conforme a los poderes de este mundo. Se conducían según el que gobierna las tinieblas, según el espíritu que ahora ejerce su poder en los que viven en la desobediencia». (Efesios 2:1-2)

Como nacimos sin la conexión espiritual con Dios para la que fuimos creados, buscamos la manera de satisfacer nuestras necesidades legítimas de importancia, seguridad y aceptación en otra parte. Por eso, naturalmente «seguimos los caminos de este mundo», del sistema en el que crecimos. Se nos acerca y dice: «¿Quieres ser importante? Consigue un buen trabajo. ¿Quieres sentirte seguro? Genera mucho dinero y deposítalo en el banco. ¿Quieres ser aceptado? Haz lo que los demás quieren que hagas, encaja».

Toda tentación es un intento de que satisfagamos nuestras necesidades legítimas de: importancia, seguridad y aceptación, pero independientemente de Dios.

> «Entre los cuales también todos nosotros en otro tiempo vivíamos en las pasiones de nuestra carne, satisfaciendo los deseos de la carne y de la mente, y éramos por naturaleza hijos de ira, lo mismo que los demás». (Efesios 2:3 LBLA)

En lugar de seguir la guía del Espíritu Santo de Dios, aprendimos a hacer nuestro propio camino en el mundo y terminamos siguiendo los deseos y pensamientos de lo que Pablo llama «nuestra carne».

---

1 http://www.telegraph.co.uk/health/healthnews/11199403/Secret-of-healthy-ageing-discovered-in-ground-breaking-35-year-study.html

Debido a que nacimos desconectados del Espíritu de Dios, desarrollamos formas de lidiar con lo que la vida nos lanza, pero sin Dios. Hicimos lo que nos pareció bien en ese momento.

Nuestros cerebros contienen receptores de dopamina, algunos de los cuales nos proporcionan sensaciones placenteras cuando se disparan por cosas como el azúcar, el alcohol, ganar una apuesta, el ejercicio o el sexo. Las sensaciones placenteras que generan hacen que nos sintamos mejor y, por tanto, que queramos volver a practicar esas actividades.

Los científicos comprenden ahora que el «cableado» de nuestro cerebro, formado por vías neuronales, no es fijo, sino que cambia constantemente. Cuanto más repetimos una acción placentera, más fuerte se hace la vía neuronal asociada a esa acción y más crece el deseo de repetirla.

El mismo principio funciona también con las formas de pensar negativas. A medida que crecemos, las experiencias negativas pueden hacer que desarrollemos patrones de pensamiento como «soy inútil» o «soy sucio».

Todos tenemos creencias y suposiciones con las que hemos crecido pero que no son ciertas. Puede ser una creencia obvia como: «Soy muy feo».

Puede ser a un nivel más subconsciente, como, por ejemplo: «Mi valor depende de mis logros». Si creo eso, mi autoestima será baja, por lo que puede que me esfuerce por complacer a la gente y decir lo que haga falta para caerles bien. Por lo tanto, a menudo me sentiré ansioso y temeroso. Mi corazón se acelerará cada vez que me encuentre con personas, y puede que tenga muchos síntomas intestinales. La raíz del problema no es física, sino una creencia errónea.

Es como una camioneta todo terreno que conduce por el mismo camino lodoso cada día, haciendo surcos profundos que luego se cuecen al sol. Con el tiempo, podrías soltar el volante y la camioneta todo terreno seguiría los surcos marcados en la tierra. Los patrones de pensamiento arraigados se convierten en nuestros patrones de comportamiento «automáticos». Estos conforman lo que la Biblia llama «la carne».

Casi suena a que podrías observar tu cerebro bajo un microscopio e identificar la vía neuronal responsable de tu deseo por el chocolate! Es fascinante que lo que la Biblia llama «la carne», en realidad es literalmente carne.

Los neurocientíficos han descubierto que, si tomamos la decisión de no practicar un hábito o una acción en particular durante un período de tiempo, la vía neural se va debilitando y, en consecuencia, tenemos menos deseo de realizar esa acción o de pensar de acuerdo con ese patrón de pensamiento. El principio bíblico es:

> «Digo, pues: anden por el Espíritu, y no cumplirán el deseo de la carne». (Gálatas 5:16 NBLA)

Cuando nos ejercitamos en seguir los impulsos del Espíritu en lugar de los de la carne, los deseos de la carne van debilitando a medida que esas vías neuronales se desvanecen. En otras palabras, podemos redirigir la camioneta para que salga de los surcos.

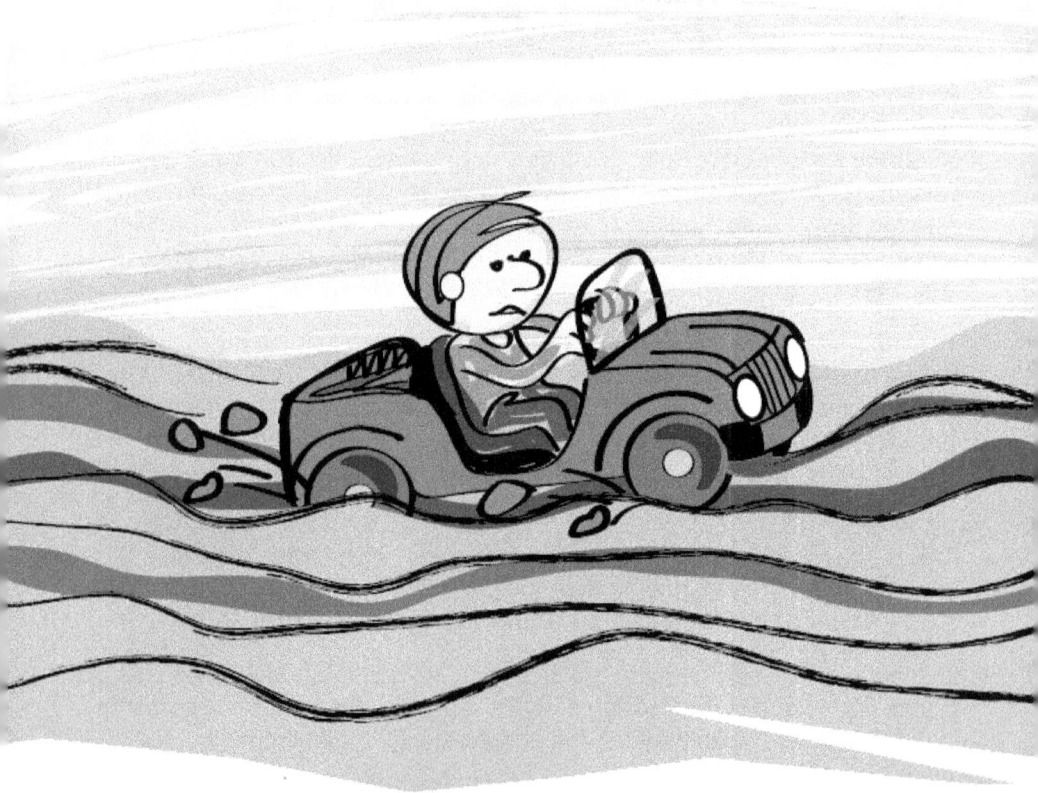

Cuanto más elijamos confiar en Dios y creer en la verdad, más experimentaremos la vida, la paz y la plenitud, y tomaremos mejores decisiones de manera «automática».

Demoledor de bastiones

> «Las armas con que luchamos no son del mundo, sino que tienen el poder divino para derribar fortalezas. Destruimos argumentos y toda altivez que se levanta contra el conocimiento de Dios, y llevamos cautivo todo pensamiento para que se someta a Cristo». (2 Corintios 10:4-5)

Las formas habituales de pensar arraigadas, esos surcos profundos en nuestras mentes, se llaman «fortalezas» (bastiones) en la Biblia. La clara promesa de Dios es que podemos demolerlos (destruirlos) y ser liberados para pensar de acuerdo con la verdad. Una vez que has pasado por *Los Pasos a la Libertad en Cristo* para resolver asuntos espirituales, una fortaleza o bastión mental es simplemente un hábito que puede ser roto.

1. **Identifica la creencia errónea que deseas cambiar**

   Eso es lo que la Biblia llama llevar cautivo todo pensamiento para hacerlo obediente a Cristo. Significa darse cuenta de lo que pensamos y decimos, y considerar si está en consonancia con lo que Dios nos dice que es verdad en la Biblia.

2. **Considera el efecto que tiene en tu vida creer en esa mentira**

   Darse cuenta de los efectos negativos debería impulsarnos a derribar los bastiones.

3. **Haz una lista de los versículos bíblicos clave que contrarrestan la mentira.**

   Tus experiencias pasadas pueden haberte dejado con la sensación de que eres impotente y que sería inútil intentar cambiar. Pero la Palabra de Dios hace algunas afirmaciones claras que contradicen eso: Dios nunca te dejará ni te abandonará (Isaías 41:10-13; Hebreos 13:5-6); todo lo puedes hacer por medio de Jesús, que te da fuerzas (Filipenses 4:13).

4. **Escribe una declaración basada en los versículos.**

   Utiliza el siguiente patrón:
   «Me niego a creer la mentira que dice que... ("soy sucio")»
   «Yo declaro la verdad que... ("he sido lavado por la sangre de Jesús", que "soy puro y santo", que "puedo acercarme a Dios con plena seguridad", etc.)».

5. Lee la declaración en voz alta cada día durante 40 días.

La Biblia dice que «En la lengua hay poder de vida y muerte» (Proverbios 18:21) y hablar en voz alta parece ayudar a nuestra mente a asimilar la verdad con mayor eficacia que la simple lectura en silencio.

Considera lo siguiente, derribar un bastión no es tan fácil como puede parecer, porque la mentira que hay detrás del mismo se siente absolutamente cierta (verdadera) para ti.

A medida que avanzas en tus 40 días, es como si un muro de concreto fuera demolido. Aguanta 10, 20, 30 golpes sin que se note que se ha debilitado. A medida que trabajas en él, día tras día, te parecerá que nada cambia, sin embargo, con el tiempo aparecen unas pequeñas grietas y luego las grietas se hacen más grandes; finalmente, el muro se derrumba por completo. Aunque sólo los últimos impactos parecen haber tenido efecto, sin los impactos anteriores, el muro no habría caído.

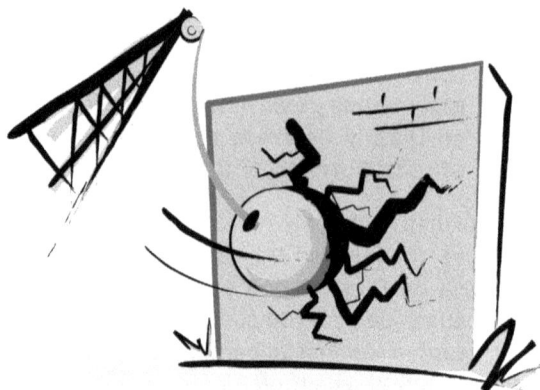

App para desarrollar un Demoledor de Bastiones

Puedes descargar una aplicación gratis para desarrollar tu «Demoledor de bastiones».

Esta app te recuerda cada día a tener un tiempo —el que elijas— para realizar tu declaración, haciéndola aparecer en la pantalla de tu móvil (celular). También, lleva por ti la cuenta de los 40 días. **Lo encontrarás en www.libertadencristo.org**

¿No es sólo una terapia cognitiva-conductual?

El «Demoledor de bastiones» tiene muchas similitudes con la terapia cognitiva-conductual, una metodología muy utilizada en el mundo secular que también consiste en cambiar un pensamiento por otro. Hay dos diferencias cruciales. En primer lugar, es mucho más fácil hacer esto si primero hemos tratado los asuntos espirituales, porque el poder espiritual que nos retiene ha desaparecido. En segundo lugar, tenemos una verdad mucho mejor para reemplazar el pensamiento defectuoso: ¡tenemos la Biblia!

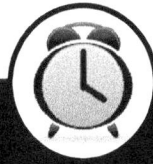

PAUSA PARA REFLEXIONAR 2

¿Eres consciente de las mentiras que eres propenso a creer? ¿Cuál es la más significativa?

Aprovecha este tiempo para crear tu propio Demoledor de Bastiones y emplearlo. Usa las instrucciones de la página 53 y toma nota del ejemplo de Demoledor de Bastiones que se ubica en las páginas 59-61.

Encontrarás espacios para hacer tus propios Demoledores de Bastiones en las páginas 62-67. Además, puedes usar nuestra App (ver página 8)

Claves para llevar a casa

1. Lo que creas y cómo lo piensas tiene un efecto significativo sobre tu cuerpo.

2. Nuestras mentes han sido «programadas» con información defectuosa («la carne») y eso no cambia automáticamente cuando nos convertimos en cristianos.

3. Cada día puedes elegir entre escuchar los impulsos del Espíritu Santo o escuchar la programación defectuosa de la carne.

4. Es crucial hacerte consciente de lo que piensas y rechazar los pensamientos que no se alinean con lo que Dios dice que es verdad en la Biblia, ya sea que tus sentimientos estén de acuerdo con esta verdad o no.

5. El problema no son las circunstancias que tengas en este momento, sino cómo las percibes.

6. No es el acontecimiento traumático del pasado en sí el principal problema actual, sino las mentiras que te hicieron creer.

7. Las creencias erróneas arraigadas se pueden cambiar. Requiere tiempo y esfuerzo, pero serás transformado si renuevas tu mente con la verdad de las Escrituras.

PARA PROFUNDIZAR

- Al final de cada día, tómate cinco minutos para revisar cómo tu vieja cosmovisión ha asomado la cabeza durante el día para tratar de persuadirte, de comprometerte con la verdad de la Biblia. Cuando identifiques que esto ocurre, tómate el tiempo para renunciar a la falsa creencia de tu anterior visión del mundo y comprométete a basar tu vida en la verdad de la Biblia.

- «Tu entorno y tus circunstancias no te afectan tanto como la forma en que los *percibes*». Dedica un tiempo a hablar con Dios sobre las circunstancias difíciles de tu vida. Pídele que te muestre cómo las ve él y tómate un tiempo para escuchar su respuesta.

- «El problema no es el acontecimiento traumático en sí, sino la mentira generada que tú crees». Piensa en uno o dos acontecimientos difíciles de tu pasado. Pide a Dios que te muestre algunas de las cosas que te hicieron creer sobre ti mismo y sobre él. ¿Son esas cosas realmente ciertas según su Palabra? ¿Te llevan a comportarte de determinada manera?

Quién soy en Cristo

Soy aceptado

Renuncio a la mentira de ser rechazado, no amado o que estoy sucio. En Cristo, soy completamente aceptado. Dios dice que:

- Soy hijo de Dios. (Juan 1:12)
- Soy amigo de Cristo. (Juan 15:14-15)
- He sido justificado (aceptado) por Dios. (Romanos 5:1)
- Estoy unido al Señor en un solo espíritu con él. (1 Corintios 6:17)
- He sido comprado por precio, pertenezco a Dios. (1 Corintios 6:19-20)
- Soy miembro del cuerpo de Cristo, parte de su familia. (1 Corintios 12:27)
- Soy un santo, una santa de Jesucristo. (Efesios 1:1)
- He sido adoptado como hijo de Dios. (Efesios 1:5)
- Tengo acceso directo a Dios por el Espíritu Santo. (Efesios 2:18)
- He sido rescatado (redimido) y perdonado de todos mis pecados. (Colosenses 1:14)
- Estoy completo en Cristo. (Colosenses 2:10)

Estoy seguro

Renuncio a la mentira de que soy culpable, que estoy desprotegido, solo o abandonado. En Cristo tengo total seguridad. Dios dice que:

- Soy libre para siempre de toda condenación (castigo). (Romanos 8:1-2)
- Dios dispone todas las cosas para el bien de quienes lo aman. (Romanos 8:28)
- Estoy libre de cualquier acusación contra mí. (Romanos 8:31-34)
- Nada podrá apartarme del amor de Dios. (Romanos 8:35-39)
- Él me ha afirmado, ungido y sellado. (2 Corintios 1:21-22)
- Estoy convencido de que él perfeccionará la buena obra que comenzó en mí. (Filipenses 1:6)
- Soy ciudadano del cielo. (Filipenses 3:20)
- Estoy escondido con Cristo en Dios. (Colosenses 3:3)
- No se me ha dado un espíritu de timidez, sino de poder, amor y dominio propio. (2 Timoteo 1:7)
- Puedo recibir misericordia y hallar gracia en tiempos de necesidad. (Hebreos 4:16)
- He nacido de Dios y el maligno no me puede tocar. (1 Juan 5:18)

Soy importante

Renuncio a la mentira de que soy insignificante, inadecuado, indefenso y sin esperanza. En Cristo soy muy importante y especial. Dios dice que:

- Soy la sal de la tierra y la luz del mundo. (Mateo 5:13-14)
- Soy una rama de la vid verdadera, unido a Cristo, y un canal que transporta su vida. (Juan 15:1,5)
- Dios me ha escogido y comisionado para dar mucho fruto, fruto que perdure. (Juan 15:16)
- Soy testigo personal de Cristo, capacitado por el Espíritu Santo. (Hechos 1:8)
- Soy templo de Dios. (1 Corintios 3:16)
- Estoy en paz con Dios; él me ha encargado trabajar para que otros encuentren paz con él. Soy ministro de reconciliación. (2 Corintios 5:17-21)
- Soy colaborador de Dios. (2 Corintios 6:1)
- Estoy sentado en lugares celestiales con Cristo Jesús. (Efesios 2:6)
- Soy hechura de Dios, creado para buenas obras. (Efesios 2:10)
- Puedo acercarme a Dios con libertad y confianza. (Efesios 3:12)
- Todo lo puedo en Cristo que me fortalece. (Filipenses 4:13)

   No soy el gran «Yo soy», sino que por la gracia de Dios soy lo que soy. (Éxodo 3:14; Juan 8:24, 28, 58; 1 Corintios 15:10).

Demoledor de bastiones –Ejemplo 1

Reconfortarse en la comida en lugar de con Dios

La mentira: que comer en exceso aporta un bienestar duradero.

Efectos en mi vida: perjudicial para la salud; sobrepeso; dar al enemigo un punto de apoyo; detener mi crecimiento hasta la madurez.

→ Proverbios 25:28: «Como ciudad sin defensa y sin murallas es quien no sabe dominarse».

→ Gálatas 5:16: «Digo, pues: Andad por el Espíritu, y no cumpliréis el deseo de la carne». LBLA

→ Gálatas 5:22-24: «En cambio, el fruto del Espíritu es amor, alegría, paz, paciencia, amabilidad, bondad, fidelidad, humildad y dominio propio. No hay ley que condene estas cosas. Los que son de Cristo Jesús han crucificado la naturaleza pecaminosa, con sus pasiones y deseos».

→ 2 Corintios 1:3-4: «Alabado sea el Dios y Padre de nuestro Señor Jesucristo, Padre misericordioso y Dios de toda consolación, quien nos consuela en todas nuestras tribulaciones para que, con el mismo consuelo que de Dios hemos recibido, también nosotros podamos consolar a todos los que sufren».

→ Salmo 63:4-5: «Te bendeciré mientras viva, y alzando mis manos te invocaré. Mi alma quedará satisfecha como de un suculento banquete, y con labios jubilosos te alabará mi boca».

→ Salmo 119:76: «Que sea tu gran amor mi consuelo, conforme a la promesa que hiciste a tu siervo».

→ Lucas 12:23: «La vida tiene más valor que la comida, y el cuerpo más que la ropa».

Dios, renuncio a la mentira que dice que comer en exceso trae un consuelo duradero. Y declaro la verdad de que Tú eres el Dios de toda consolación y que tu amor, que nunca falla, es mi único consuelo legítimo y real. Declaro que ahora camino por el Espíritu y no tengo que satisfacer los deseos de la carne. Cuando sienta la necesidad de consolación, en vez de buscarla en la comida, yo decido alabarte y quedar plenamente satisfecho como con el más rico de los manjares. Lléname de nuevo con tu Espíritu Santo y vive a través de mí mientras crezco en ejercer el dominio propio. Amén.

Marca los días:

1	2	3	4	5	6	7	8	9	10
11	12	13	14	15	16	17	18	19	20
21	22	23	24	25	26	27	28	29	30
31	32	33	34	35	36	37	38	39	40

Demoledor de bastiones –Ejemplo 2

Definir mi identidad por una condición médica

La mentira: que la condición médica que tengo define quién soy (que *soy* artrítico, celíaco, esquizofrénico, etc.).

Efectos en mi vida: limita lo que veo como posible; me encasilla médicamente; hace que la gente me mire de cierta manera; alimenta potencialmente la condición médica.

→ Efesios 1:1: «Pablo, apóstol de Cristo Jesús por la voluntad de Dios, a los santos y fieles en Cristo Jesús que están en Éfeso».

→ 2 Corintios 5:17: «Por lo tanto, si alguno está en Cristo, es una nueva creación. ¡Lo viejo ha pasado, ha llegado ya lo nuevo!»

→ 1 Corintios 6:17: «Pero el que se une al Señor se hace uno con él en espíritu».

→ 1 Corintios 2:16: «"¿quién ha conocido la mente del Señor para que pueda instruirlo?". Nosotros, por nuestra parte, tenemos la mente de Cristo».

→ 1 Juan 3:1: «¡Fíjense qué gran amor nos ha dado el Padre, que se nos llame hijos de Dios! ¡Y lo somos!».

→ Cantares 2:10: «Mi amado me habló y me dijo: «¡Levántate, amada mía; ven conmigo mujer hermosa!».

→ Romanos 8:37: «Sin embargo, en todo esto somos más que vencedores por medio de aquel que nos amó».

Me niego a creer la mentira que dice que cualquier dolencia, enfermedad o síntoma en mi cuerpo o mente define quién soy como persona.

Hablo con la verdad de que mi identidad principal es la de un santo, una nueva creación en Cristo. Soy uno con él en espíritu. Tengo la mente de Cristo. Soy un hijo de Dios todopoderoso, todos los recursos del cielo están disponibles para mí. Soy completamente amado y mi Padre me llama su amado, dice que soy hermoso.

Independientemente de cualquier síntoma, enfermedad o dolencia que tenga mi cuerpo, soy más que vencedor a través de Jesús. A partir de ahora elijo definirme de manera que esté de acuerdo con lo que Dios dice de mí y a confiar en que él me cuide.

Marca los días:

1	2	3	4	5	6	7	8	9	10
11	12	13	14	15	16	17	18	19	20
21	22	23	24	25	26	27	28	29	30
31	32	33	34	35	36	37	38	39	40

Demoledor de bastiones –Ejemplo 3

Preocupación constante por los síntomas físicos

La mentira: que los síntomas físicos en mi cuerpo son de mayor importancia o más poderosos que Dios.

Efectos en mi vida: centrarme en la salud y la enfermedad todo el tiempo; mantenerme atrapado en el temor; estar ansioso; me impide comprometerme con los demás y hacer las cosas que Dios quiere que haga.

→ Romanos 8:38-39: «Pues estoy convencido de que ni la muerte ni la vida, ni los ángeles ni los demonios, ni lo presente ni lo por venir, ni los poderes, ni lo alto ni lo profundo, ni cosa alguna en toda la creación podrá apartarnos del amor que Dios nos ha manifestado en Cristo Jesús nuestro Señor».

→ Juan 10:29: «Mi Padre, que me las ha dado, es más grande que todos; y de la mano del Padre nadie las puede arrebatar».

→ Salmo 139:16: «Tus ojos vieron mi cuerpo en gestación: todo estaba ya escrito en tu libro; todos mis días se estaban diseñando, aunque no existía uno solo de ellos».

→ Filipenses 4:6-8: «No se inquieten por nada; más bien, en toda ocasión, con oración y ruego, presenten sus peticiones a Dios y denle gracias. Y la paz de Dios, que sobrepasa todo entendimiento, cuidará sus corazones y sus pensamientos en Cristo Jesús. Por último, hermanos, consideren bien todo lo verdadero, todo lo respetable, todo lo justo, todo lo puro, todo lo amable, todo lo digno de admiración, en fin, todo lo que sea excelente o merezca elogio».

Padre Dios, me niego a creer la mentira que dice que lo que sienta físicamente o los síntomas de mi cuerpo son más importantes que tú o más poderosos que tú. Hablo en voz alta la verdad que dice que tú creaste todo mi ser, incluyendo mi cuerpo, y que estoy hecho de manera admirable y maravillosa. Agradezco que todos los días que has ordenado para mí ya han sido escritos en tu libro y que prometes rodearme y protegerme. Elijo no estar ansioso/a por los síntomas físicos, sino recibir tu paz para que guarde mi corazón y mi mente. Elijo concentrarme en las cosas que son verdaderas, respetables, justas, puras, amables, dignas de admiración, excelentes o que merezcan elogio, y fijar mis ojos firmemente en ti. Amén.

Marca los días:

1	2	3	4	5	6	7	8	9	10
11	12	13	14	15	16	17	18	19	20
21	22	23	24	25	26	27	28	29	30
31	32	33	34	35	36	37	38	39	40

Mi Demoledor de Bastiones – Demoledor 1

1. ¿Qué mentira quieres abordar?

2. ¿Qué efecto tiene esta creencia errónea en tu vida? ¿Cómo sería de diferente tu vida si la sustituyes por lo que es realmente cierto?

3. Enumera todos los versículos bíblicos, que puedas encontrar, que afirmen lo que Dios dice al respecto, y que sabes que es realmente cierto por ser la verdad. Luego elige los siete u ocho más importantes.

4. Escribe una oración/declaración:

   - Me niego a creer la mentira que dice que: _____.

   - Yo digo la verdad que: _____.

5. Lee los versículos de la Biblia y di la oración/declaración en voz alta cada día durante cuarenta días. Puedes programar la aplicación de Libertad en Cristo para que te lo recuerde cada día.

Marca los días:

1	2	3	4	5	6	7	8	9	10
11	12	13	14	15	16	17	18	19	20
21	22	23	24	25	26	27	28	29	30
31	32	33	34	35	36	37	38	39	40

Mi Demoledor de Bastiones - Demoledor 2

1. ¿Qué mentira quieres abordar?

2. ¿Qué efecto tiene esta creencia errónea en tu vida? ¿Cómo sería de diferente tu vida si la sustituyes por lo que es realmente cierto?

3. Enumera todos los versículos bíblicos que puedas que afirmen que lo que Dios dice es realmente cierto y luego elige los siete u ocho más importantes:

4. Escribe una oración/declaración:

    •   Me niego a creer la mentira que dice que: _____.

    •   Yo digo la verdad que: _____.

5. Lee los versículos de la Biblia y di la oración / declaración en voz
    alta cada día durante cuarenta días. Puedes programar la aplicación
    de Libertad en Cristo para que te lo recuerde cada día.

Marca los días:

1	2	3	4	5	6	7	8	9	10
11	12	13	14	15	16	17	18	19	20
21	22	23	24	25	26	27	28	29	30
31	32	33	34	35	36	37	38	39	40

Mi Demoledor de Bastiones – Demoledor 3

1. ¿Qué mentira quieres abordar?

2. ¿Qué efecto tiene esta creencia errónea en tu vida? ¿Cómo sería de diferente tu vida si la sustituyes por lo que es realmente cierto?

3. Enumera todos los versículos bíblicos que puedas que afirmen que lo que Dios dice es realmente cierto y luego elige los siete u ocho más importantes:

4. Escribe una oración/declaración:

    •   Me niego a creer la mentira que dice que: _____.

    •   Yo digo la verdad que: _____.

5. Lee los versículos de la Biblia y di la oración/declaración en voz alta cada día durante cuarenta días. Puedes programar la aplicación de Libertad en Cristo para que te lo recuerde cada día.

Marca los días:

1	2	3	4	5	6	7	8	9	10
11	12	13	14	15	16	17	18	19	20
21	22	23	24	25	26	27	28	29	30
31	32	33	34	35	36	37	38	39	40

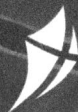

Emociones saludables

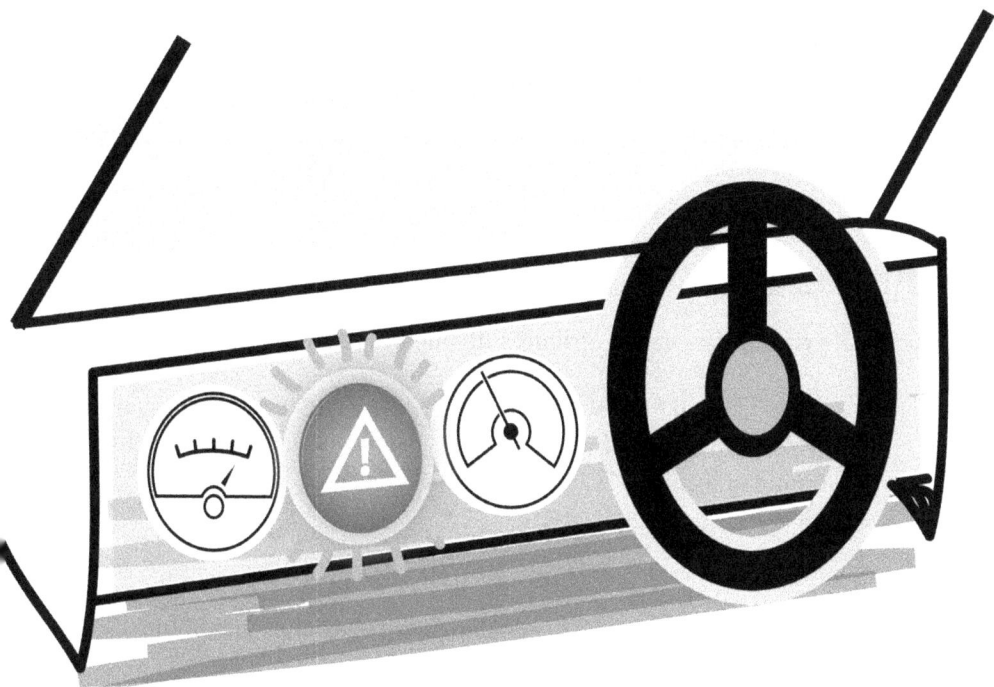

¿DE QUÉ TRATA?

OBJETIVO:

- Entender por qué Dios nos dio las emociones y cómo podemos, con el tiempo, cambiar las emociones negativas por emociones positivas.

- Apreciar por qué Dios nos manda a perdonar a los demás.

VERSÍCULO CLAVE: «En cambio, el fruto del Espíritu es amor, alegría, paz, paciencia, amabilidad, bondad, fidelidad, humildad y dominio propio. No hay ley que condene estas cosas». (Gálatas 5:22-23)

BIENVENIDA

¿Eres el tipo de persona que «lleva su corazón en la manga» (muestra abiertamente sus emociones) o tiendes a hacer lo contrario? ¿A qué crees que se debe?

ALABANZA

Concéntrate en algunos de los atributos de nuestro asombroso Dios:

- Amor (1 Juan 4:8,16)
- Bondad (Romanos 2:4)
- Santidad (Isaías 6:3)
- La luz (1 Juan 1:5)

Duración del vídeo: 32:40

Pausa para reflexionar 1: minuto 13:17

Pausa para reflexionar 2: minuto 30:08

ENSEÑANZA

¿Qué son nuestras emociones?

Las emociones son un regalo de Dios. No podemos encenderlas y apagarlas a voluntad: por ejemplo, no podemos decidir que nos agrade alguien que nos desagrada instintivamente. Pero Dios no nos pide que nos agraden las personas, sino que, nos manda a amarlas. El amor no es una emoción, es una elección. Si tomamos la decisión consciente de amar a alguien, es posible que al final también nos caiga bien.

Aunque no puedes controlar las emociones directamente, puedes cambiarlas con el tiempo, ya que eliges conscientemente cambiar lo que puedes controlar. Y puedes controlar lo que eliges creer.

Las emociones positivas, como la paz, pueden mostrarnos que estamos caminando en obediencia a la Palabra de Dios (Filipenses 4:6-7). Las emociones negativas funcionan más bien como la luz roja de advertencia en el tablero de tu automóvil. Cuando esa luz se enciende te sientes ansioso, enojado o deprimido; es una señal de advertencia de que hay algo que necesitas atender, un ajuste que necesita ser hecho. Ignorar la advertencia puede conducir a problemas mayores con el tiempo. La respuesta adecuada es parar el automóvil y averiguar qué ocurre.

Jesús nos mostró lo importante que es ser sinceros con lo que sentimos. Lloró ante la tumba de Lázaro y lloró al ver a Jerusalén.

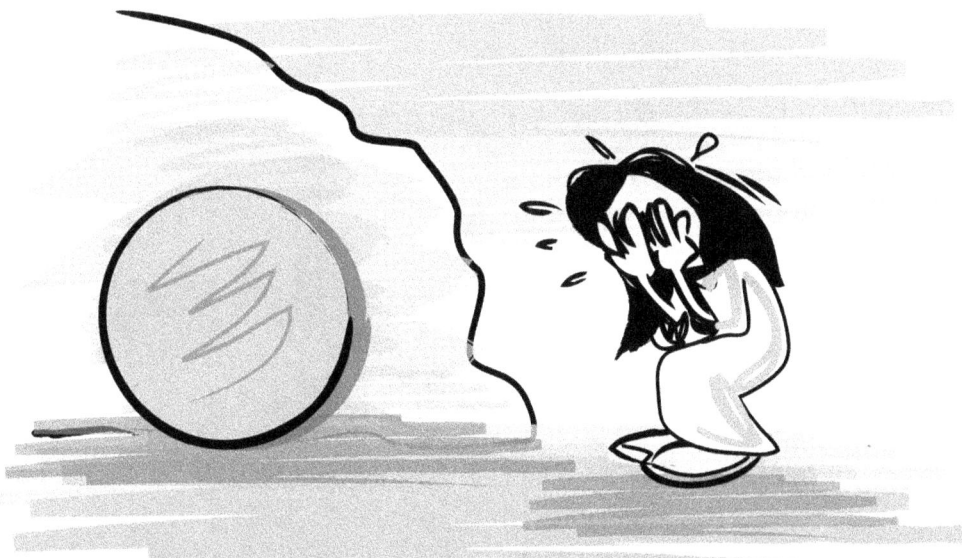

Es importante tener en cuenta que las emociones negativas pueden ser causadas por cosas físicas como los cambios en niveles de hormonas o una enfermedad viral. Sin embargo, según nuestra experiencia, la mayoría de las emociones negativas no tienen una raíz física, sino que tienen su origen en cuestiones espirituales o mentales.

¿Por qué Dios nos manda a perdonar?

Hemos descubierto que una de las principales causas de las emociones negativas es la falta de perdón.

> Perdona como el Señor te perdonó (Colosenses 3:13).

Dios nos manda perdonar porque nos ama y sabe que es bueno para nosotros:

> «A quien ustedes perdonen, yo también lo perdono. De hecho, si había algo que perdonar, lo he perdonado por consideración a ustedes.... en presencia de Cristo, para que Satanás no se aproveche de nosotros, pues no ignoramos sus artimañas».
> (2 Corintios 2:10-11)

La falta de perdón da al enemigo un punto de apoyo en tu vida, una raíz espiritual que podría ser una puerta a la enfermedad. También afecta negativamente tu forma de pensar, otra raíz de los problemas físicos.

La razón por la que nos resulta tan difícil perdonar es porque queremos que se haga justicia, ¿no es así? ¡Por supuesto! Queremos que paguen por lo que hicieron.

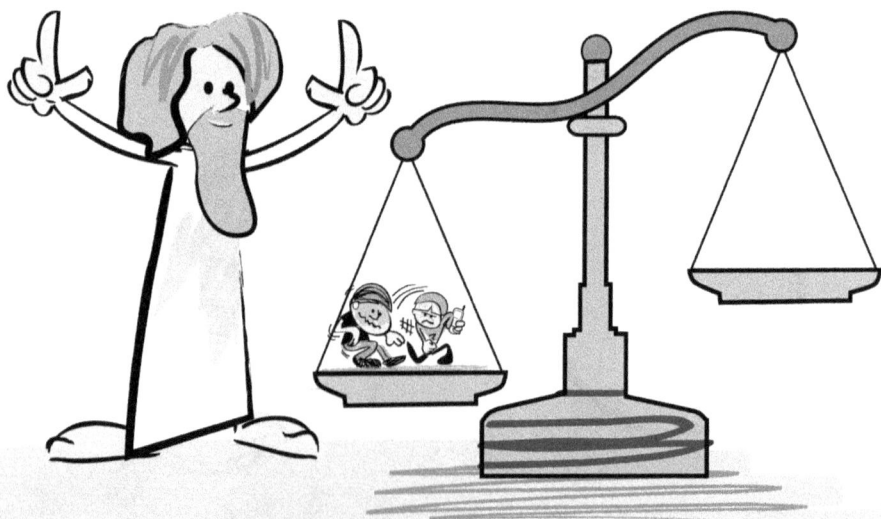

Pensamos que, al ordenarnos que perdonemos, Dios nos pide que barramos lo que se hizo bajo la alfombra, que digamos que estuvo bien. De hecho, es lo contrario:

> «No tomen venganza, hermanos míos, sino dejen el castigo en las manos de Dios, porque está escrito: "Mía es la venganza; yo pagaré", dice el Señor». (Romanos 12:19)

Él promete que, si le confías el asunto, se asegurará de que no sea barrido bajo la alfombra.

Cuando perdonas, aunque estés dejando a la persona fuera de tu alcance, no la estás dejando fuera del alcance de Dios. Cuando eliges perdonar, estás dando un paso de fe para confiar en que Dios es el juez justo que arreglará todo, exigiendo el pago completo de todo lo que se ha hecho contra ti.

Todos los que pecaron contra ti tendrán que presentarse ante Dios y explicarlo: o serán pagados esos pecados por la sangre de Jesús si eligen seguirlo, o tendrán que enfrentar el juicio de Dios si no lo hacen.

Así que puedes tomar la decisión de entregar todo ese dolor y esas demandas de justicia a Dios, con la seguridad de que él hará justicia. Mientras tanto, puedes caminar libre de ello.

¿Cómo perdonamos?

Jesús dice que debemos perdonar de corazón (Mateo 18:35). Eso significa ser emocionalmente honestos sobre lo que nos han hecho y como nos ha herido. Tenemos que afrontar el dolor y el odio que sentimos. Tenemos que ser

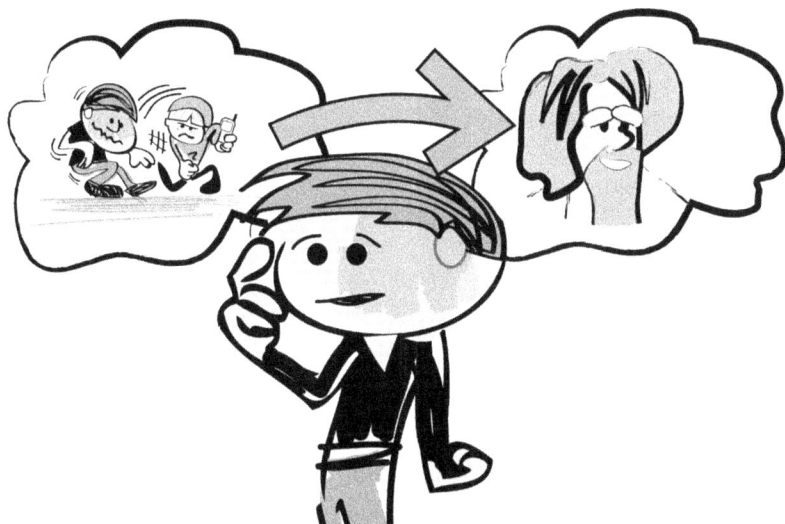

honestos con Dios. En *Los pasos hacia la libertad en Cristo*, lo haces así: «Señor, elijo perdonar a (quienquiera que sea) por (lo que hizo o dejó de hacer) que me hizo sentir (de esta manera o de otra)» Y luego le cuentas a Dios sobre cada herida y dolor.

Esto no es fácil. Pero lo haces para resolver este asunto y deshacerte del dolor que has estado cargando. Seguiremos sufriendo tormentos espirituales, emociones negativas y posiblemente enfermedades físicas hasta que perdonemos.

No podemos seguir adelante, cargando con el pasado no resuelto, hasta que perdonemos.

No podremos hacer lo que Dios ha preparado para nosotros hasta que perdonemos.

No podemos ser discípulos fructíferos hasta que perdonemos.

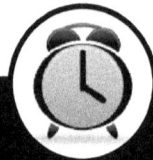

PAUSA PARA REFLEXIONAR 1

Comparamos las emociones negativas con la luz roja intermitente de advertencia en el tablero de tu auto. La respuesta apropiada cuando la luz se enciende es revisar lo que está mal. Si te sientes enojado, ansioso o deprimido, ¿cómo harías para averiguar lo que está mal?

La depresión

La mayoría de nosotros pasamos por períodos en los que nos sentimos deprimidos o tristes. Y cuando pasamos por un trauma, un duelo o alguna otra pérdida, sería sorprendente no sentirse triste.

El diagnóstico de depresión se produce cuando uno se siente persistentemente triste durante semanas o meses, en lugar de unos pocos días. Sin embargo, no pienses que un diagnóstico significa que permanecer deprimido es inevitable. No lo es. No dejes que una etiqueta médica defina quién eres o te desanime haciéndote creer que no puedes recuperarte.

Cuando estás deprimido, puede resultar difícil concentrarte y sentir que las tareas cotidianas te resultan difíciles. A menudo te faltará energía y motivación;

perderás interés por las cosas que normalmente te gustan. Es posible que duermas mal y que pierdas el apetito. A veces te vienen a la mente pensamientos de acabar con tu vida como una salida. Estos síntomas son muy reales, y no puedes simplemente «salir de ellos».

La depresión puede tener una raíz puramente física, por ejemplo, una glándula tiroidea poco activa, ciertos problemas hormonales o efectos secundarios de los medicamentos, por lo que se aconseja consultar al médico.

Sin embargo, para la mayoría de las personas no se identifica una causa física clara, y entonces sería apropiado buscar una causa-raíz a nivel de la mente o del espíritu.

Si estás ayudando a otra persona, te ayudará escuchar su historia. Algunas buenas preguntas pueden ser:

- ¿Cuándo te sentiste así por primera vez?
- ¿Qué pasó en ese momento?
- ¿Qué tipo de cosas te rondan por la cabeza repetidamente?
- ¿Tienes pesadillas?
- ¿Te quedas atascado en patrones de pensamiento negativos?
- ¿De qué se trata normalmente?
- ¿Ha ocurrido algo traumático, incluso hace mucho tiempo?
- ¿Cómo era tu hogar?
- ¿Cómo te formaron tus familiares?

Si sufriste algún tipo de abuso sexual cuando eras niño, probablemente te sentiste impotente, sucio o avergonzado y puede que aún te sientas así porque los pensamientos negativos se han convertido en parte de tu «programación». Si crees que Dios no estuvo ahí para ti en el trauma, probablemente cuestionarás su amor y tu valía ahora.

La raíz puede ser provocada por una pérdida en el presente de un trabajo, una relación o un estatus. Por ejemplo, si has llegado a creer que tu éxito como persona depende de cuánto sueldo ganas o que consigues, y luego pierdes tu trabajo, puedes sentir que has perdido tu valor como persona y probablemente te sentirás deprimido.

En ambos casos, la raíz es una creencia errónea que puede cambiarse. No estas sucio, no eres impotente o culpable. Dios *estaba* allí y odiaba lo que te ocurrió. No puedes cambiar tu pasado, pero puedes elegir liberarte de él. No estás definido por el éxito de tu carrera o por la cantidad de dinero que tienes. Te define lo que el Padre Dios dice de ti.

Comprender que el verdadero problema es: que una creencia defectuosa da esperanzas de cambio. Puedes hacer algo al respecto. Tal vez no puedas cambiar tus circunstancias o tu pasado, pero sí puedes cambiar tu forma de verlas. Puedes cambiar esas creencias defectuosas por otras que sean realmente verdaderas.

Pasos prácticos

Consulta a un médico

Es sabio buscar consejo médico. Es posible que nos receten antidepresivos. Pueden ayudarnos a funcionar mejor de modo que podamos hacer los cambios necesarios para resolver los problemas de fondo. Pero la medicación sólo puede tratar los síntomas superficiales, y existe el riesgo de que estemos tan contentos de sentirnos mejor que no demos el siguiente paso y abordemos los problemas más profundos.

Busca la ayuda de otra persona

Un consejero, un amigo de confianza o un líder de la iglesia quizás. Es bueno hablar.

Aborda cualquier posible raíz espiritual pasando por Los Pasos para la Libertad en Cristo.

Renueva tu mente con el uso del DEMOLEDOR DE BASTIONES.

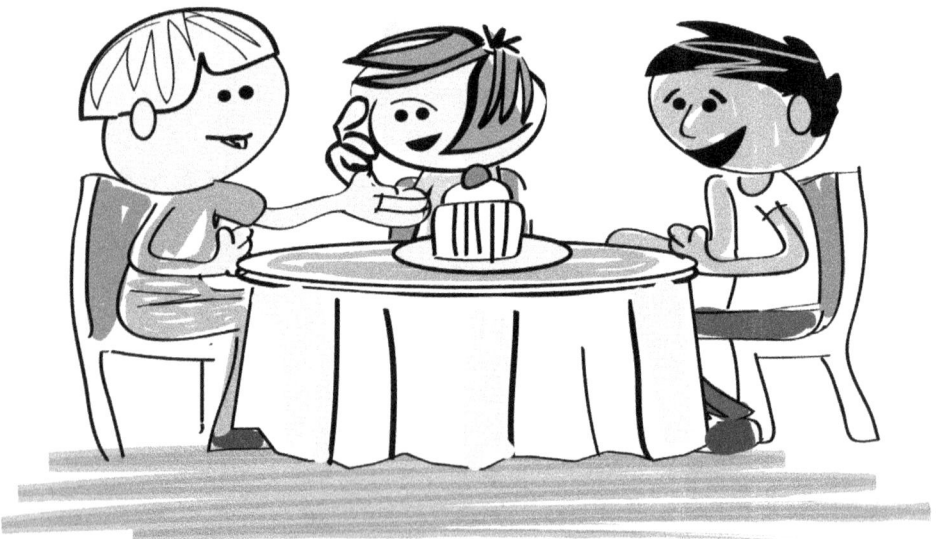

Decide que quieres mejorar

La depresión puede convertirse en parte de nuestra identidad. Estar «enfermo» también puede aportarnos apoyo, amor, cuidados e incluso dinero, cosas que quizá no estemos dispuestos a abandonar.

Otras cosas útiles

¡Los amigos que te quieren lo suficiente como para ser honestos, reales y desafiantes, así como para apoyarte, son una bendición! En la honestidad y el desafío, es un lugar donde te sientes seguro y amado, donde puedes enfrentar tus secretos más oscuros.

¡La adoración realmente ayuda! En la adoración dirigimos nuestra atención lejos de nosotros mismos para hacerlo hacia Dios.

Asegúrate de que tu vida tenga un equilibrio e incluya cosas como el ejercicio, cosas divertidas, cosas creativas y estar al aire libre en la creación de Dios.

Ríete. La alegría del Señor es realmente nuestra fuerza. Busca las cosas buenas, elige detenerte en las cosas positivas, mira programas de televisión divertidos.

Sé prudente con quién pasas el tiempo. Algunas personas nos quitan energía y vida. Otras nos llenan y nos sentimos mejor cuando estamos con ellas.

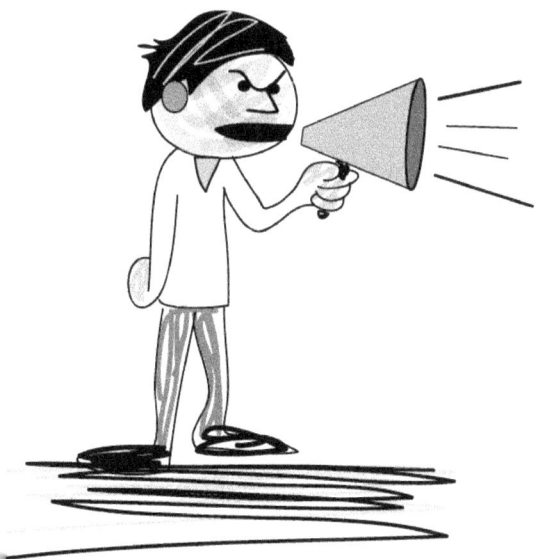

Ten cuidado con lo que dices. Si hablas en voz alta de cosas negativas como por ejemplo «estoy deprimido» o «estoy decaído», es probable que seas lo que dices. No se trata de fingir que estamos bien cuando realmente no lo estamos. Más bien se trata de elegir hablar lo que Dios dice que es verdad en lugar de lo que sentimos. Podrías decir: «Soy un precioso hijo de Dios que es muy amado, aunque hoy me sienta solo y no querido», o «No he recibido un espíritu de temor, sino uno de poder, amor y una mente sana, aunque hoy mi mente está llena de pensamientos negativos y con temor».

Mira fuera de ti para ver las necesidades de los demás. Hazte voluntario para ayudar a las personas sin hogar, pasea a los perros de un refugio de rescate, o escribe a alguien en la cárcel.

De negativo a positivo

A medida que nos comprometemos implacablemente a creer que lo que Dios nos dice es verdad, podemos esperar que el equilibrio de nuestras emociones cambie de negativo a positivo. La paz de Dios nos asegurará que estamos caminando con él. La alegría del Señor será realmente nuestra fuerza.

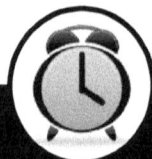

PAUSA PARA REFLEXIONAR 2

Si tienes un amigo que está deprimido, ¿cómo podrías empezar a ayudarle?

Claves para llevar a casa

1. Las emociones negativas son un regalo de Dios para alertarte de creencias erróneas.

2. No puedes controlar las emociones directamente, pero puedes cambiarlas con el tiempo a medida que eliges creer en la verdad.

3. La falta de perdón es una causa-raíz muy común en la mala salud emocional y física.

4. Dios nos manda a perdonar para hacer cesar el dolor, para evitar que el enemigo nos detenga y para recibir sanidad.

5. Cuando elegimos perdonar de corazón, confiamos en Dios para que se haga justicia mientras nosotros caminamos libres.

6. La depresión que no tiene una raíz física puede resolverse al tratar las causas de fondo, teniendo información médica adecuada, al tratar cualquier problema espiritual y al renovar nuestra mente.

7. Es importante no definir nuestra identidad por nuestras enfermedades, ser honestos sobre lo que ganamos con ello y tomar la decisión definitiva de querer estar bien.

PARA PROFUNDIZAR

- Cada día comprométete específicamente a caminar por el Espíritu y pídele al Espíritu Santo que te llene.

- Haz una lista de las emociones negativas que experimentas habitualmente. Para cada una de ellas, pídele a Dios que te ayude a ser consciente de las creencias erróneas que pueden estar resaltando. ¿Crees que cambiar esas creencias erróneas podría detener las emociones negativas?

- Lee el Salmo 13 y considera la honestidad emocional de David. ¿Te resulta difícil ser emocionalmente honesto y real? Si es así, pídele al Espíritu Santo que te ayude a entender por qué es así.

- Si te enfrentas a un problema de salud, dedica algún tiempo a considerar esta pregunta crucial: ¿Realmente quiero estar bien?, ¿Hay algún beneficio que se derive de estar enfermo como la atención, el contacto con los demás, o alguna utilidad económica?, ¿Hay alguna sensación de que la idea de estar bien me da al menos un poco de temor?, Dile a Dios tus conclusiones.

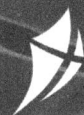

Libres para elegir

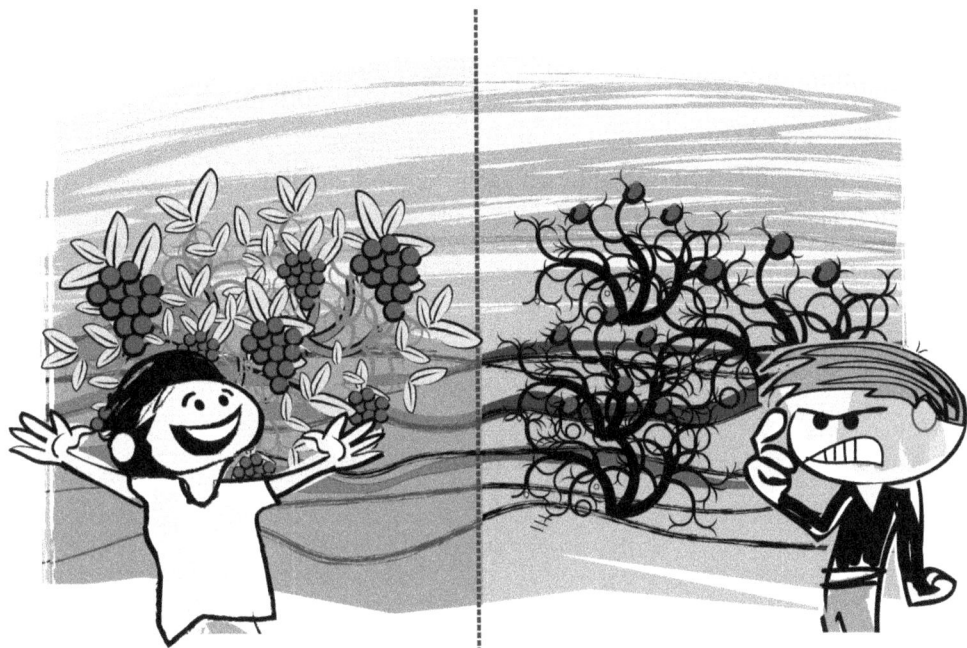

¿DE QUÉ TRATA?

OBJETIVO:

- Entender la importancia que Dios da al libre albedrío. Que las decisiones que tomamos tienen consecuencias reales, y que Dios se deleita en las personas que le obedecen porque así lo deciden, y no por un sentido de compulsión.
- Apreciar que, aunque hemos sido liberados de la esclavitud del pecado, podemos elegir volver a la esclavitud dejando que el pecado nos «domine».
- Valorar cómo los principios bíblicos de «Verdad, Cambio y Transformación» que se enseñan en este curso pueden permitir a cualquier cristiano resolver los problemas de pecado adictivo.

VERSÍCULO CLAVE:

«Jesús respondió: «Ciertamente les aseguro que todo el que peca es esclavo del pecado —respondió Jesús— Ahora bien, el esclavo no se queda para siempre en la familia; pero el hijo sí se queda en ella para siempre. Así que, si el Hijo los libera, serán ustedes verdaderamente libres». (Juan 8:34-36)

BIENVENIDA

¿En qué piensas cuando escuchas la palabra «libertad»?

ALABANZA

Lee Lucas 4:18-19. Concéntrate en la libertad que trae Jesús, la libertad que trae el Espíritu Santo (2 Corintios 3:17) y la libertad que Dios está trayendo a toda la Creación.

(Romanos 8:21-27)

Duración del vídeo: 33:12

Pausa para reflexionar 1: minuto 12:53

Pausa para reflexionar 2: minuto 29:40

ENSEÑANZA

Elecciones y consecuencias

Dios nos da pautas claras sobre cómo debemos vivir en la Biblia. Como dijo C.H. Spurgeon, «No hay nada en la ley de Dios que te robe la felicidad: sólo te niega lo que te causaría dolor»[1] · Las directrices están ahí porque Dios te ama y quiere que seas fructífero e íntegro.

Dios podría haber establecido sus leyes y luego hacernos como robots, de modo que, si quisiéramos desobedecerle, tal vez al criticar lo que otro cree o arremetiendo contra él con ira, nos encontraríamos con que simplemente no podríamos hacerlo: la palabra «no» saldría, o nuestro puño chocaría con una barrera invisible a un centímetro de su mandíbula. Pero él no hizo eso.

Por el contrario, nos indica las consecuencias de hacer una determinada elección, y luego nos deja completamente libres para elegir si la obedecemos o no.

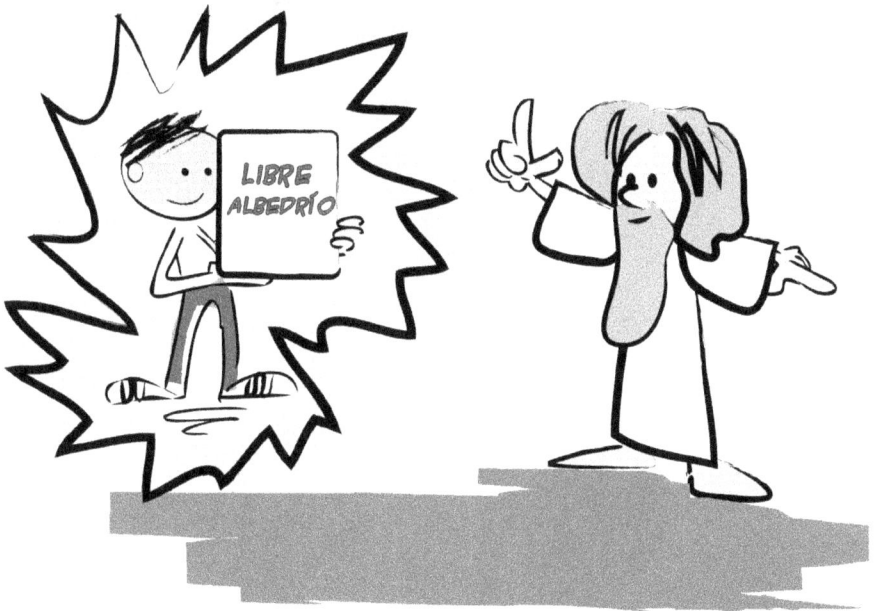

---

1 Spurgeon, Charles H., *The Complete Works of C. H. Spurgeon, Volume 41. Sermons 2394- 2445: Sermons 2394- 2445*, Delmarva Publications, Inc.

Dios se deleita en las personas que eligen obedecerle, no porque sientan que _tienen_ que hacerlo sino simplemente porque lo aman y lo _eligen libremente_.

Dios dijo a Adán y a Eva: «pero del árbol del conocimiento del bien y del mal no deberás comer. El día que de él comas, ciertamente morirás"» (Génesis 2:17).

Ahí está la instrucción y la consecuencia. Eran totalmente libres de elegir, pero cuando eligieron desobedecer, sus espíritus murieron. Cosecharon lo que sembraron.

Esclavos del pecado

El pecado de Adán y Eva también tuvo enormes consecuencias para todos sus descendientes, incluidos nosotros. Todos nacimos espiritualmente muertos, separados de Dios.

Y eso tuvo un efecto directo en nuestra propia capacidad de tomar buenas decisiones. Como no teníamos el Espíritu de Dios para guiarnos y crecimos siguiendo los caminos del mundo, nos inclinamos a la desobediencia.

Desarrollamos toda esa programación defectuosa que la Biblia llama la carne. Buscábamos cosas que nos ayudaran a pasar por la vida, pero sin Dios.

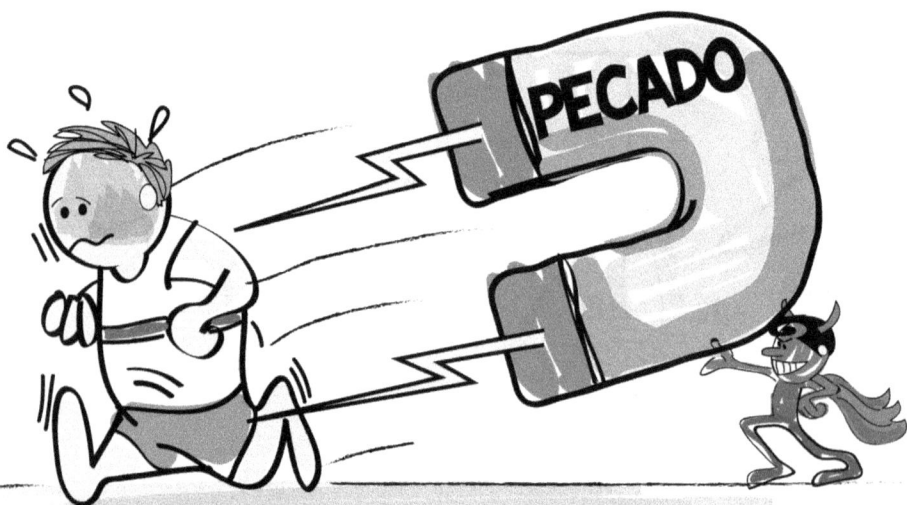

Se nos dice que las principales razones por las que la gente se vuelve adicta son:

- Intentar adormecer el dolor psicológico o emocional, generalmente causado por acontecimientos pasados
- Intentar hacer frente al estrés.
- Sentir que su vida es, de alguna manera, insatisfactoria
- Tratar de superar las inhibiciones sociales para poder sentirse bien y encajar
- Disgustarse mucho consigo mismos y generar un efecto castigador por algo que les han hecho o por algo que hicieron.

En una medida u otra, eso se aplicaba a todos nosotros antes de conocer a Jesús. Éramos «esclavos del pecado» (Romanos 6:20). En otras palabras, éramos atraídos por el pecado una y otra vez, como si fuera un gran imán.

Hay un pasaje en Romanos 7 en el que Pablo describe exactamente lo que es sentirse atraído por algo que sabes que está mal y que en última instancia te perjudica, pero sigues volviendo a ello:

> «No entiendo lo que me pasa, pues no hago lo que quiero, sino lo que aborrezco». (Romanos 7:15)

La gran pregunta que se hacen los teólogos sobre este pasaje, es si Pablo está hablando de sí mismo antes de conocer a Jesús o después. Les desconcierta porque, por supuesto, si sigues a Jesús, tienes una nueva naturaleza y una nueva identidad. Eres una persona completamente nueva. Tus necesidades de aceptación, seguridad y significado están completamente satisfechas en Jesús. Él ha quitado toda tu culpa y toda tu vergüenza.

En 1 Corintios 6:12 algunos corintios citan un dicho: «Tengo derecho a hacer cualquier cosa». Pablo no los contradice, sino que dice lo siguiente «"Todo me está permitido" pero no todo es para mi bien. "Todo me está permitido", pero no dejaré que nada me domine».

En otras palabras, incluso los cristianos que han sido liberados por Jesús pueden permitir que las cosas los dominen de nuevo, incluso, cosas que son buenas y sanas en sí mismas. Si cruzamos una línea y empezamos a usarlas para llenar el lugar en nuestras vidas que está destinado para ser llenado por Dios, llegarán a dominarnos cuando empiecen a ejercer tal atracción sobre nosotros, que no parecemos capaces de resistir, entonces, nos convertimos nuevamente en esclavos del pecado.

El comienzo de la pendiente resbaladiza es cuando nos olvidamos de quiénes somos ahora, cuando el enemigo nos engaña por el pecado que le da un punto de apoyo, o cuando no tomamos cada pensamiento cautivo y seguimos nuestras viejas formas de pensar por defecto, entonces, volvemos a ser esclavos del pecado.

Así que, si un cristiano que ha sido liberado puede ser engañado para que renuncie a su libertad, Pablo ciertamente podría estar hablando de su experiencia como cristiano.

Sin embargo, Dios no nos ama menos si nos encontramos en esa situación. Nuestra increíble nueva identidad no ha cambiado. Sigue sin haber condenación por parte de Dios. Lo que está en juego no es nuestra *salvación* sino el fruto. Jesús vino específicamente para romper el ciclo, para superar el poder de ese imán:

> «Ciertamente les aseguro que todo el que peca es esclavo del pecado —respondió Jesús— Ahora bien, el esclavo no se queda para siempre en la familia; pero el hijo sí se queda en ella para siempre. Así que, si el Hijo los libera, serán ustedes verdaderamente libres». (Juan 8:34-36)

¿Estás en peligro de alguna adicción?

Debes ser consciente de la posibilidad de desarrollar una adicción en toda regla. Hay factores ambientales, genéticos y espirituales que hacen que algunas personas sean más vulnerables a convertirse en adictos completos, no es inevitable para nadie, pero en Cristo se puede resolver la adicción por completo.

El paso más difícil es reconocer que hay un problema. He aquí siete señales de peligro a las que hay que prestar atención:

1. Desarrollas tolerancia a esa sustancia o actividad, por lo que necesitas más cantidad para conseguir el mismo efecto.
2. Experimentas síntomas de abstinencia cuando dejas de consumir la sustancia o practicar la actividad.
3. La sustancia o la actividad consumen cada vez más tiempo, dinero o pensamientos.
4. Tienes un deseo persistente por esta sustancia o actividad.
5. Haces esfuerzos infructuosos para reducir su consumo.
6. Te das cuenta de que está afectando tus relaciones o a tu trabajo.
7. Te das cuenta de que sigues consumiendo la sustancia o realizando la actividad a pesar de saber que te está perjudicando.

Si reconoces **tres o más** de ellas, eso sugiere que tu hábito ha empezado a controlar tu vida y que sería sabio buscar ayuda. Tal vez pueda empezar por hablar con un líder de tu iglesia. También puedas **acceder a la sesión adicional,** *Libertad de las adicciones,* **en** www.libertadencristo.org/claves-sesion-extra-adicciones/.

Pero si reconoces que tienes una fuerte adicción física al alcohol u otras drogas, busca ayuda médica. Una desintoxicación médica no resolverá el dolor u otros problemas que condujeron a la adicción en primer lugar, pero te dará ELECCIÓN y espacio para que puedas hacerlo.

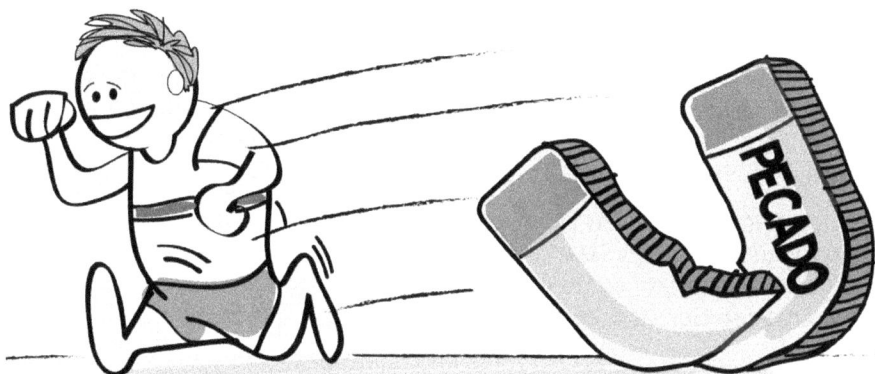

¡Tenemos la respuesta!

El daño causado por la adicción es horrible:

- Sólo en Estados Unidos, cada 50 segundos muere alguien por cuestiones relacionadas con el abuso de drogas, alcohol y tabaco.
- Por cada muerte causada por el alcohol hay otras 500 personas que ya sufren problemas de salud por su causa. Afecciones como el cáncer, la hipertensión arterial y la cirrosis hepática se hacen presentes por no hablar de los problemas de salud mental y los problemas sociales como la violencia doméstica, la falta de vivienda y la delincuencia.
- En Europa y Estados Unidos, el número de muertes por obesidad sólo es superado por el del tabaco.
- Una de cada cuatro búsquedas en Internet tiene como resultado la visualización de pornografía. El don de Dios de la intimidad sexual se pervierte en una compulsión que puede afectar a nuestra salud mental y envenenar nuestras relaciones matrimoniales.

- Niños de apenas 11 años son adictos a los juegos de casino en línea. Las deudas, los problemas de salud mental y la ruptura familiar son habituales entre los jugadores adictos.

La iglesia tiene el mandato de Jesús de ver a los cautivos liberados. Tenemos en nuestras manos la respuesta a los problemas de adicción. ¿Se imaginan el enorme efecto positivo que tendría en la sanidad de todo el mundo si fuéramos capaces de ayudar a más personas a entender que en Cristo pueden recuperar la capacidad de hacer buenas elecciones?

No me dejaré dominar por nada

Cuidemos de no dejar que *nada* nos domine, incluso las cosas que no son malas en sí mismas. ¿Necesitas un café para ponerte en marcha por la mañana o varios más para superar un día ajetreado? ¿Y esas galletas? ¿O el pensamiento de revisar tu teléfono aparece constantemente en tu mente cuando estás haciendo otras cosas?

Seamos claros. ¡Está bien beber café, comer y tener un teléfono! Pero todos somos vulnerables a cruzar una línea y dejar que esas cosas se vuelvan insalubres o incluso nos dominen. Todos somos vulnerables a ser atraídos una y otra vez a ciertos pecados y a perder la libertad que Jesús nos entregó con su muerte.

> «...despojémonos del lastre que nos estorba, en especial del pecado que nos asedia, y corramos con perseverancia la carrera que tenemos por delante. Fijemos la mirada en Jesús, el iniciador y perfeccionador de nuestra fe...». (Hebreos12:1-2)

Aquellos que son discípulos maduros y eficaces han aprendido a tratar sin piedad el pecado.

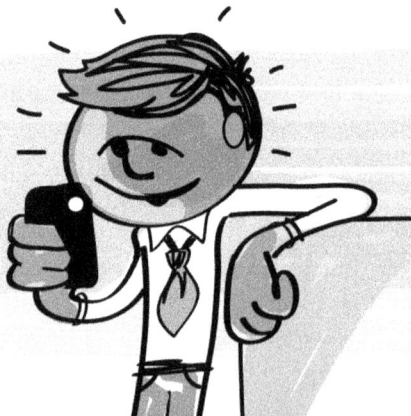

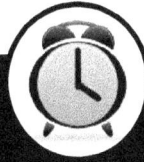

PAUSA PARA REFLEXIONAR 1

Somos libres de elegir, pero nuestras elecciones tienen consecuencias. ¿Encuentras esta declaración o idea liberadora un poco aterradora? ¿Por qué?

¿Cómo se siente estar atrapado en un comportamiento que parece que no puedes detener?

Testimonio de Steve:

«Parte del fruto del Espíritu es el autocontrol». Hace un tiempo me frustré al ver que no era tan evidente en mi vida como me gustaría, y me puse a tratar de averiguar qué estaba mal en mi sistema de creencias para poder renovar mi mente.

Sabía que tenía una vulnerabilidad a la hora de comer cómodamente; de hecho, mi primer Demoledor de bastiones fue algo que escribí para ayudarme con eso (puedes verlo en la página 59) y lo he revisado varias veces a lo largo de los años.

Pero también había otras áreas y me di cuenta de que me había vuelto un poco como la gente a la que se dirigía Pablo, que decía: «Tengo derecho a hacer cualquier cosa».

Cuando era un joven cristiano me enseñaron que tenía que obedecer ciertas reglas. En años más recientes he llegado a entender algo del mensaje de la gracia de Dios: No tengo que obedecer reglas para complacerle, ya le complazco gracias a Jesús. Si hago algo malo, eso no cambia lo que soy o mi relación con él. Realmente no hay condenación para mí; o vergüenza. Dios no es bendecido cuando hago cosas para él sólo porque siento que debo hacerlo. Ha sido increíblemente liberador conocer estas increíbles verdades.

Sin embargo, me di cuenta de que el péndulo había oscilado demasiado hacia el otro lado y no estaba prestando suficiente atención a cómo estaba viviendo. La verdadera pregunta no es tanto: «¿Puedes hacer tal o cual cosa?». La pregunta más importante es: «¿Puedes dejar de hacerlo?». Me había permitido convertirme en un esclavo del pecado. Eso no cambiaba el amor de Dios por mí ni mi nueva identidad, pero sí significaba que el enemigo podía retenerme.

Después de pensarlo mucho, deduje que la mentira que quería corregir a través de un Demoledor de Bastiones era: «No importa cómo vivo», y lo puedes ver en las siguientes páginas".

Demoledor de bastiones

Negarse a volver a ser un esclavo del pecado

La mentira: que no importa cómo vivo.

Efectos en mi vida: tiempo perdido en cosas que no son importantes, falta de autodisciplina, engordar; falta de alegría en el Señor.

→ Proverbios 25:28: «Como ciudad sin defensa y sin murallas es quien no sabe dominarse».

→ Colosenses 2:20-23: «Si habéis muerto con Cristo a los principios elementales del mundo, ¿por qué, como si aún vivierais en el mundo, os sometéis a preceptos tales como: no manipules, no gustes, no toques (todos los cuales se refieren a cosas destinadas a perecer con el uso), según los preceptos y enseñanzas de los hombres? Tales cosas tienen a la verdad, la apariencia de sabiduría en una religión humana, en la humillación de sí mismo y en el trato severo del cuerpo, pero carecen de valor alguno contra los apetitos de la carne». (LBLA)

→ 2 Timoteo 1:6-7: «Por eso te recomiendo que avives la llama del don de Dios que recibiste cuando te impuse las manos. Pues Dios no nos ha dado un espíritu de timidez, sino de poder, de amor y de dominio propio».

→ Gálatas 5:16: «Digo, pues: Andad por el Espíritu, y no cumpliréis el deseo de la carne». (LBLA)

→ Gálatas 5:22-24: «Mas el fruto del Espíritu es amor, gozo, paz, paciencia, benignidad, bondad, fidelidad, mansedumbre, dominio propio; contra tales cosas no hay ley. Pues los que son de Cristo Jesús han crucificado la carne con sus pasiones y deseos». (LBLA)

→ Romanos 8:12-13: «Así que, hermanos, somos deudores, no a la carne, para vivir conforme a la carne, porque si vivís conforme a la carne, habréis de morir; pero si por el Espíritu hacéis morir las obras de la carne, viviréis». (LBLA)

→ 1 Corintios 6:12: «"Todo me está permitido", pero no todo es para mi bien. "Todo me está permitido", pero no dejaré que nada me domine».

→ 1 Corintios 6:19-20: «¿Acaso no saben que su cuerpo es templo del Espíritu Santo, quien está en ustedes y al que han recibido de parte de Dios? Ustedes no son sus propios dueños; fueron comprados por un precio. Por tanto, honren con su cuerpo a Dios».

→ Romanos 6:16-18: «¿Acaso no saben ustedes que, cuando se entregan a alguien para obedecerlo, son esclavos de aquel a quien obedecen? Claro que lo son, ya sea del pecado que lleva a la muerte, o de la obediencia que lleva a la justicia. Pero gracias a Dios que, aunque antes eran esclavos del pecado, ya se han sometido de corazón a la enseñanza que les fue transmitida. En efecto, habiendo sido liberados del pecado, ahora son ustedes esclavos de la justicia».

Me niego a creer la mentira que dice que no importa cómo vivo.

Yo declaro la verdad que no me pertenezco, porque fui comprado por Jesús a gran precio:

- Pertenezco a Cristo Jesús y, habiendo sido liberado del pecado, soy ahora esclavo de la justicia
- He crucificado la carne con sus pasiones y deseos
- He muerto con Cristo a las fuerzas espirituales elementales del mundo
- Dios no me ha dado un espíritu de timidez, sino de poder, amor y de dominio propio
- Mi cuerpo es templo del Espíritu Santo.

Por lo tanto:

Me presento ahora a la obediencia de Dios y presento las partes de mi cuerpo a Dios como instrumento de justicia. Por el Espíritu hago morir las obras de la carne. Aunque «tengo derecho a hacer cualquier cosa», me niego a dejar que otra cosa que no sea Jesús sea mi amo. Declaro que Jesucristo es mi Señor. Avivo el don de Dios que está en mí y elijo vivir por el Espíritu, para no satisfacer los deseos de la carne. Elijo:

- ser disciplinado en lo que como y bebo
- ejercitar mi cuerpo y así poder servir mejor a mi Señor
- seleccionar lo que veo en la televisión.

Señor Dios, por favor, lléname de nuevo con tu maravilloso Espíritu Santo y guíame en tus caminos a lo largo de este día. Glorifícate en tu siervo. Haz tu camino en mí. Amén.

Marca los días:

1	2	3	4	5	6	7	8	9	10
11	12	13	14	15	16	17	18	19	20
21	22	23	24	25	26	27	28	29	30
31	32	33	34	35	36	37	38	39	40

La verdad, el arrepentimiento, la transformación

«¿Acaso no saben ustedes que, cuando se entregan a alguien para obedecerlo, son esclavos de aquel a quien obedecen? Claro que lo son, ya sea del pecado que lleva a la muerte, o de la obediencia que lleva a la justicia. Pero gracias a Dios que, aunque antes eran esclavos del pecado, ya se han sometido de corazón a la enseñanza que les fue transmitida. En efecto, habiendo sido liberados del pecado, ahora son ustedes esclavos de la justicia». (Romanos 6:16-18)

Pablo está diciendo que, o eres un esclavo del pecado o eres un esclavo de la justicia. Y todo comienza cuando te ofreces al pecado o a la justicia. Estás diciendo en efecto «Aquí estas, pecado o justicia, me entrego a ti». En cualquier área de tu vida eres libre o estás atado. No creces en la libertad. Tomas posesión de ella.

La gran declaración de hecho en el pasaje es, «has sido liberado del pecado». Esto es en tiempo pasado. En cualquier momento, ya no tenemos por qué pecar.

Ahora estoy muerto al pecado y vivo para Dios. Todavía puedo tener la vulnerabilidad y todavía seré tentado. Pero en cualquier momento puedo elegir si seguir la carne o al Espíritu de Dios.

«Dichosos los que tienen hambre y sed de justicia, porque serán saciados». (Mateo 5:6).

No hay mayor satisfacción que vivir una vida justa. En este curso te estamos equipando con herramientas no sólo para ayudarte a estar físicamente sano, sino para que puedas ser fructífero. Nos gusta describir el enfoque con estos tres puntos: verdad, arrepentimiento, y transformación:

LA VERDAD

La clave de la libertad es conocer la verdad de la Biblia en tu corazón, no sólo en tu cabeza. Lo más fundamental es conocer tu nueva identidad en Jesús. Es especialmente importante saber que, cuando caemos en pecado, nada cambia. Dios no viene a nosotros enojado y nos dice: «¡Eres un pecador!».

Probablemente dice algo como: «¡Oye, *no eres* un pecador, eres mi hijo, eres un santo!. Entonces, ¿por qué te *comportas* como un pecador?».

Si eres un seguidor de Jesús, tu identidad fundamental no es la de un pecador, un fracasado, un alcohólico o un adicto. Tu identidad fundamental es la de un santo, un hijo amado de Dios mismo, incluso cuando tu comportamiento no es el que quisieras que fuera.

Cuando sepas quién eres realmente, vivirás en consecuencia. ¿Por qué no tomas la lista de *Quién soy en Cristo* (páginas 57-58) y la declaras en voz alta cada mañana durante 6 semanas o hasta que sepas en tu corazón que cada una de esas afirmaciones realmente se aplican a *ti*?

EL ARREPENTIMIENTO

Cuando pecas, le das al enemigo influencia en tu vida y él te frenará. Pero es sencillo cerrar la puerta que le abriste, saber que todo sigue bien entre tú y Dios, y seguir adelante.

Hacer *Los Pasos para la Libertad en Cristo* de forma regular te ayudará a mantenerte a cuentas con Dios y a echar al enemigo de tu vida. No tienes que hacerlos todos. Solo usa la parte relevante cuando caigas en pecado (cuando cedas a la tentación).

LA TRANSFORMACIÓN

Es crucial descubrir las mentiras que estamos creyendo y que nos llevaron al pecado para poder renovar nuestras mentes, usando los Demoledores de Bastiones.

Recuerda que esto toma tiempo y esfuerzo, pero vale la pena.

El ciclo del hábito

Estos comportamientos adictivos tienden a seguir un patrón repetitivo que suele denominarse «ciclos de hábitos[2]». Comienzan con un desencadenante, una circunstancia que inicia un proceso de pensamientos tentadores o que nos hace sentir especialmente vulnerables. Una parte de tomar cada pensamiento cautivo es aprender a reconocer estos ciclos de hábitos e interrumpirlos al no seguir el pensamiento desencadenante.

Si actuamos irreflexivamente sobre el desencadenante éste nos lleva a la acción, y eso nos lleva inevitablemente a satisfacer nuestra adicción y a obtener su efímera recompensa. Y todo el ciclo del hábito espera para volver a empezar:

Desencadenante - Acción - Recompensa.

Cuando entiendas los desencadenantes, podrás planificar una acción diferente cuando se disparen. Podrías ajustar tus hábitos de compra o evitar a los amigos que te resultan difíciles. Podrías volver a casa de otra manera para evitar el casino o encontrar una forma más saludable de obtener esa recompensa: llamar a un amigo; poner música; hacer algo de ejercicio.

Tener a alguien a quien rendir cuentas puede ser de gran ayuda. Tan solo recibir una llamada telefónica una vez a la semana para preguntarte cómo lo estás haciendo puede ser un gran estímulo para el autocontrol.

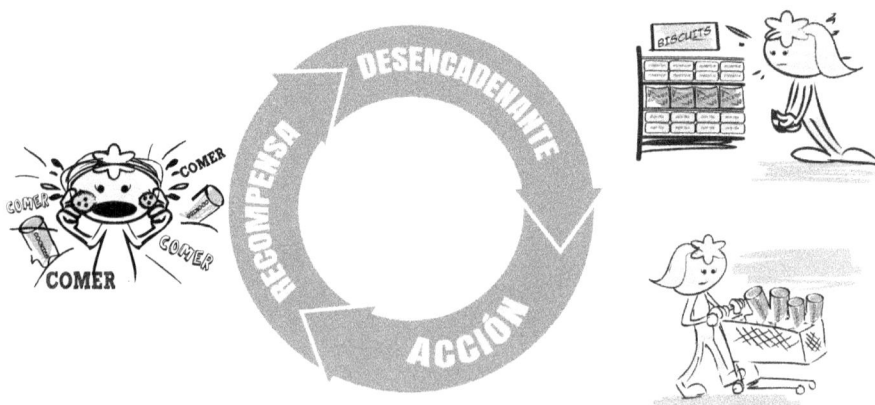

2 La frase fue popularizada por Charles Duhigg en *El poder del hábito*, Random House, 2012, y se basa en una investigación realizada en el Instituto Tecnológico de Massachusetts.

Hay excelentes grupos de recuperación a los que puedes acceder, muchos de ellos con base cristiana. Hay sitios web de rendición de cuentas en los que se pueden obtener bloqueos de sitios que son tentadores para los jugadores o para los que tienen problemas con la pornografía.

Cosas para recordar y no olvidar

En conclusión, recuerda quién eres ahora: ¡un esclavo de la justicia! Recuerda que vivir una vida justa en el poder del Espíritu de Dios es el único camino hacia la verdadera paz y satisfacción. Recuerda que el fracaso es un *incidente*, no una *identidad*. Dios te anima, te ama, sin importar cuántas veces resbales.

Y veamos más allá de nuestras propias vidas. La Iglesia tiene el mandato de Jesús de ver a los cautivos liberados. Tenemos en nuestras manos la respuesta a los problemas de adicción. Imaginemos el enorme efecto positivo que tendría en la sanidad de todo el mundo si fuéramos capaces de ayudar a más personas a saber que en Jesucristo pueden recuperar su libre albedrío, que es la capacidad de tomar buenas decisiones.

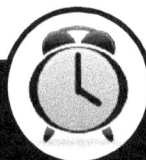

PAUSA PARA REFLEXIONAR 2

¿Cómo te sientes al estar atrapado en una conducta que parece que no puedes detener?

Si un cristiano fuera atrapado en un comportamiento del que parece no poder escapar, ¿Qué curso de acción sugerirías tomar?

Sesión extra: Libertad de las adicciones

Una sesión adicional de 24 minutos está disponible para aquellos que quieran ver el tema de la adicción de manera más profunda. **Puedes verla en: www.freedominchrist.org/health**

Claves para llevar a casa

1. Las reglas y pautas de Dios son para nuestro bien.

2. Somos libres de elegir, pero nuestras elecciones tienen consecuencias

3. Dios es bendecido por las personas que le obedecen porque quieren y no porque sienten que tienen que hacerlo.

4. Podemos volvernos adictos a cosas que ofrecen falsas promesas para satisfacer nuestras necesidades legítimas de seguridad, importancia y aceptación.

5. Antes éramos «esclavos del pecado», pero Jesús nos ha liberado para poder elegir en cualquier momento no pecar.

6. Aplicar el modelo de la Verdad, Arrepentimiento y Transformación nos ayudará a resolver los comportamientos negativos que parecen controlar nuestras vidas.

7. Es crucial tomar conciencia de nuestras vulnerabilidades y los factores que las desencadenan para tomar las medidas apropiadas y reducir su efecto.

PARA PROFUNDIZAR

- Tómate un tiempo con Dios y pídele que te muestre las áreas de tu vida en las que eres vulnerable a ser «esclavo del pecado». ¿A qué comportamientos o sustancias tiendes a recurrir para consolarte, para adormecer el dolor, para superar las inhibiciones o para hacer frente al estrés? ¿Puedes identificar qué necesidades profundas intentas satisfacer?

- Elabora el ciclo del hábito para cada uno de ellos. ¿Qué circunstancias tienden a desencadenarlo? ¿Qué harás de forma diferente la próxima vez que se den esas circunstancias?

- Sé sincero contigo mismo. ¿Hay algún pecado del que sientas que no puedes escapar? ¿Has intentado dejarlo y has fracasado? ¿Puedes decir que no? ¿Puedes dejar de hacerlo? Recuerda que esto no cambia quién eres en Cristo ni el amor de Dios por ti. ¿Qué pasos vas a dar para empezar a resolver esto? ¿Quién podría estar a tu lado para animarte a tomar buenas decisiones?

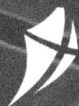

Sacrificio vivo

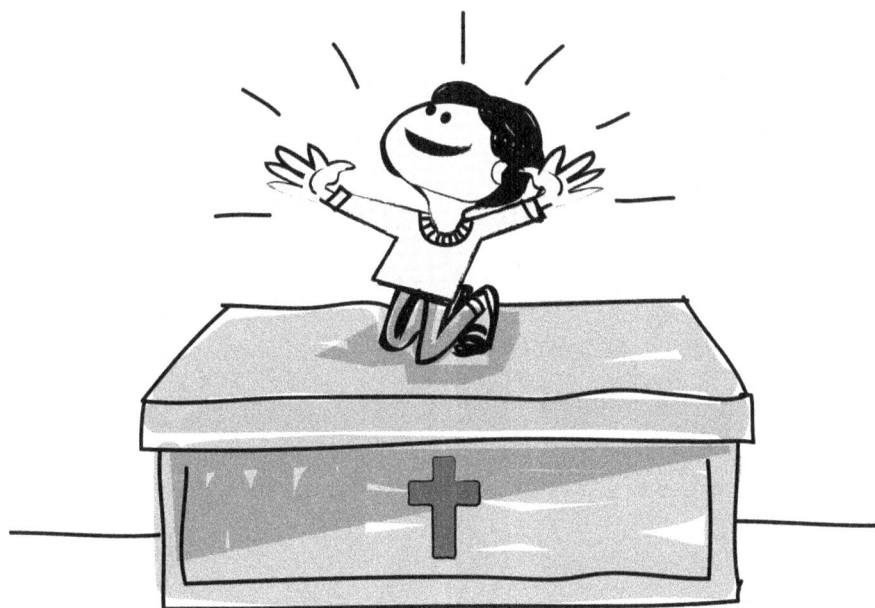

¿DE QUÉ TRATA?

OBJETIVO:

- Entender cómo vivir como discípulos eficaces en cuerpos físicos que se van descomponiendo.
- Apreciar que, aunque nuestros cuerpos físicos son sólo un alojamiento temporal para nuestro tiempo en la tierra, necesitamos cuidarlos bien porque Dios los creó; son el templo del Espíritu Santo, y nos permiten hacer las cosas que Dios ha preparado para nosotros.

VERSÍCULO CLAVE: «Por lo tanto, hermanos, tomando en cuenta la misericordia de Dios, les ruego que cada uno de ustedes, en adoración espiritual, ofrezca su cuerpo como sacrificio vivo, santo y agradable a Dios». (Romanos 12:1)

BIENVENIDA

Estos son algunos datos sobre el cuerpo humano:

- Entre el nacimiento y la muerte, el número de huesos se reduce de 300 a sólo 206.
- Hay más bacterias en tu boca que personas en el mundo.
- Colocados de extremo a extremo, los vasos sanguíneos de un adulto darían cuatro vueltas a la línea ecuatorial.
- Un corazón humano late más de tres mil millones de veces en una vida media.
- El ser humano desprende unas 600.000 partículas de piel cada hora y su capa externa de piel se sustituye por completo aproximadamente una vez al mes.
- Su nariz puede diferenciar entre alrededor de un trillón de olores diferentes.

¿Cuál es el aspecto más sorprendente y fascinante del cuerpo humano para ti?

ALABANZA

Adora a Dios como creador y diseñador principal. Ver Salmo 148:2-5; Nehemías 9:6; Apocalipsis 4:11.

Duración del vídeo: 34:20

Pausa para reflexionar 1: minuto 15:47
Pausa para reflexionar 2: minuto 31:45

Maravillosamente hecho

«Tú creaste mis entrañas; me formaste en el vientre de mi madre. ¡Te alabo porque soy una creación admirable! (Salmo 139:13-14)

Nuestro cuerpo es increíble. Hay muchas partes diferentes que trabajan en armonía, todo tipo de sustancias químicas, hormonas y enzimas que cumplen funciones increíblemente complejas; hacen que el corazón lata, los pulmones respiren, los intestinos digieran y los riñones eliminen los residuos. Y todo ello sin que te des cuenta.

Dentro de cada célula del cuerpo hay un elaborado sistema de codificación de ADN de dos metros de largo. Determina cosas tan diversas como el color de tus ojos o tu aptitud para las matemáticas. En el núcleo de una célula, nuestros genes están dispuestos a lo largo de moléculas retorcidas de doble cadena de ADN llamadas cromosomas. Es una magnífica e increíble pieza de ingeniería, de creación.

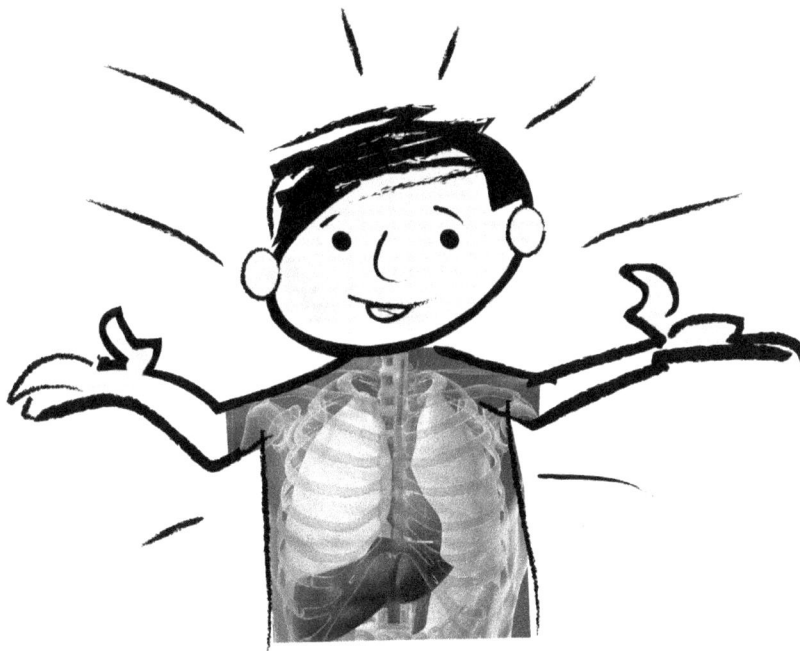

Efectos de la caída

Originalmente, nuestros cuerpos parecen haber sido diseñados para seguir renovándose eternamente. Pero el pecado de Adán tuvo efectos absolutamente catastróficos en ellos, su cuerpo empezó a envejecer y a decaer, por lo que la muerte física se hizo inevitable. Aun así, vivió 930 años.

Un buen lugar para ver algo del mecanismo real implicado en el deterioro de nuestros cuerpos a medida que envejecemos es en los extremos de los cromosomas, donde se encuentran unas complejas estructuras llamadas «telómeros». Protegen las hebras de ADN, como las puntas de plástico de los cordones de los zapatos. Cada vez que una célula se divide, los telómeros se acortan hasta que acaban siendo demasiado cortos para cumplir su función. Y esto parece ser un factor que explica por qué envejecemos y morimos, o al menos es un síntoma de otros procesos que tienen lugar a nivel de nuestros genes. Sería razonable suponer que, antes de la Caída, los telómeros no se acortaban.

> Hubo otros efectos físicos de la Caída. Por ejemplo, el dolor de las mujeres al dar a luz aumentó considerablemente. (Génesis 3:16)

También nos volvimos vulnerables a los virus y a las bacterias dañinas. La Biblia es clara al afirmar que todo lo que fue creado, lo fue por medio de Jesús y fue «muy bueno». Así que, esos virus y bacterias presumiblemente existían, al menos de alguna forma, antes de que Adán pecara. Originalmente debían

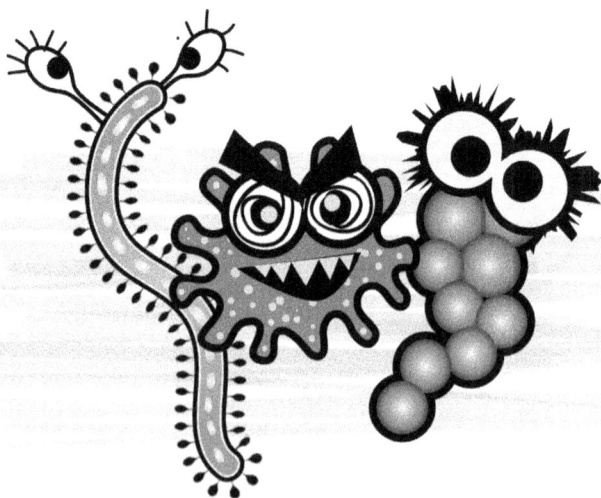

ser inofensivos para nosotros o tal vez tenían un buen propósito, como las bacterias útiles en nuestro intestino que nos ayudan a digerir los alimentos o tal vez nuestro sistema inmunológico era originalmente tan bueno que cualquier virus simplemente no suponía una amenaza.

La era del futuro

La Biblia nos dice que llegará un tiempo en el que las cosas que actualmente nos perjudican ya no lo harán:

> «El lobo vivirá con el cordero, el leopardo se echará con el cabrito, y juntos andarán el ternero y el cachorro de león, y un niño pequeño los guiará... Jugará el niño de pecho junto a la cueva de la cobra, y el recién destetado meterá la mano en el nido de la víbora». (Isaías 11:6, 8)

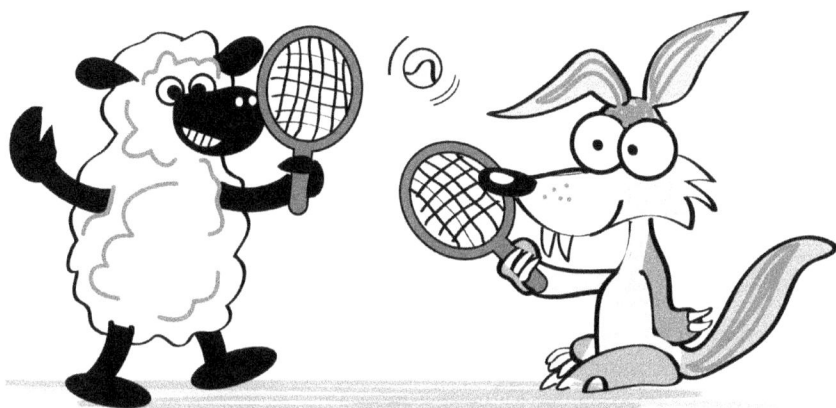

La caída afectó a todo el orden creado. Se nos dice que toda la creación «gime», (Romanos 8:22). Cosas como los terremotos y los sistemas climáticos destructivos son, sin duda, parte de eso.

La gran noticia es que, en la era futura, después del regreso de Jesús, habrá un «cielo nuevo y una tierra nueva». (Isaías 65:17; Apocalipsis 21:1)

También vamos a recibir «cuerpos nuevos». (1 Juan 3:2; 1 Corintios 15:51-52).

¿Qué ocurre en el presente?

¿Qué significa ser un hijo de Dios redimido y restaurado, viviendo en un mundo no redimido y no restaurado en lo que respecta a nuestros cuerpos físicos?

Seguimos teniendo los mismos cuerpos de siempre. Pablo escribió a la iglesia de Corinto sobre lo dura que puede ser la vida de un cristiano: «atribulados en todo, perplejos, perseguidos, derribados» (2 Corintios 4:8). Se refiere principalmente a las dificultades que surgen cuando predicamos las buenas nuevas del Evangelio frente a una fuerte oposición. Sin embargo, también se refiere a la debilidad que supone vivir en nuestros cuerpos humanos. Habla de tener «un tesoro en vasijas de barro» y dice: «Dondequiera que vamos, siempre llevamos en nuestro cuerpo la muerte de Jesús, para que también su vida se manifieste en nuestro cuerpo». (2 Corintios 4:10)

Así que afrontemos la realidad. Vivir en estos cuerpos mortales puede ser realmente duro. Se descomponen lentamente. En última instancia, nuestros cuerpos físicos van a morir. Sin embargo, ¡para nosotros eso no es en absoluto el final de la historia! El pasaje continúa:

> «Por tanto, no nos desanimamos. Al contrario, aunque por fuera nos vamos desgastando, por dentro nos vamos renovando día tras día. Pues los sufrimientos ligeros y efímeros que ahora padecemos producen una gloria eterna que vale muchísimo más que todo sufrimiento. Así que no nos fijamos en lo visible, sino en lo invisible, ya que lo que se ve es pasajero, mientras que lo que no se ve es eterno». (2 Corintios 4:16-18)

Si creemos que esta vida y este cuerpo es todo lo que hay, entonces es increíblemente deprimente cuando la fragilidad física y la mortalidad hacen acto de presencia. Pero, como siempre, debemos entrenarnos para mirar el mundo como Dios dice que es en realidad.

La fragilidad física de nuestros cuerpos en realidad permite que la gloria de Dios se muestre en nosotros. Cuando nos enfrentamos a la debilidad física, el «orar para quitarnos de encima» lo que nos afecta, no es necesariamente algo que debamos hacer. Esta vulnerabilidad puede ser algo a través de lo cual Dios revelará su grandeza mientras perseveramos a pesar de nuestra debilidad.

> «De hecho, sabemos que, si esta tienda de campaña en que vivimos se deshace, tenemos de Dios un edificio, una casa eterna en el cielo, no construida por manos humanas. Mientras tanto suspiramos, anhelando ser revestidos de nuestra morada

celestial, porque cuando seamos revestidos, no se nos hallará desnudos. Realmente, vivimos en esta tienda de campaña, suspirando y agobiados, ...». (2 Corintios 5:1-4)

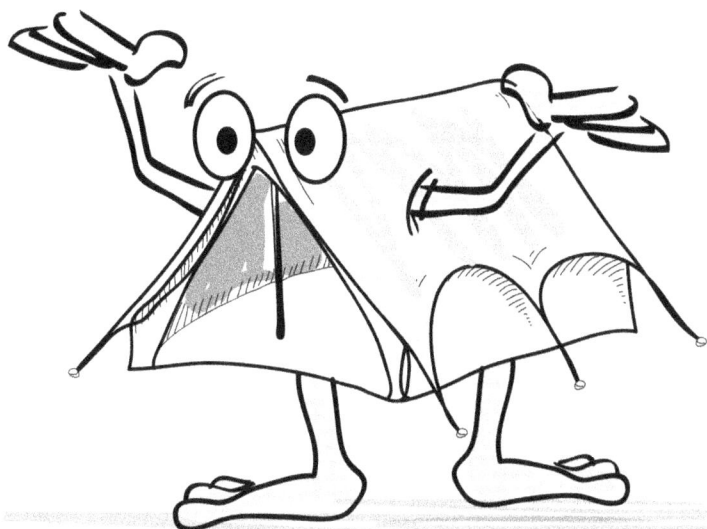

Pablo hace una gran analogía para nuestros cuerpos: «esta tienda de campaña en que vivimos». En otras palabras, son alojamientos *temporales* para nosotros. Esto contrasta con algo mucho más permanente que está por venir y que él llama: «una casa eterna en el cielo, no construida por manos humanas». La diferencia entre una tienda de campaña endeble y un edificio sólido con cimientos es enorme.

El mundo está obsesionado con «el cuerpo bello», pensando que somos nuestro cuerpo y que lo más importante es tener un cuerpo sano. Pero es algo endeble y temporal. Viene algo mucho mejor. No somos «un cuerpo con espíritu» sino «un espíritu con cuerpo».

Mientras estamos en este cuerpo, estamos «suspirando y agobiados». Puede que no nos demos cuenta, pero estamos anhelando interiormente cómo debe ser: un cuerpo que no decaiga, que no sufra enfermedades, que dure para siempre.

Continúa diciendo que Dios «...nos ha dado su Espíritu como garantía de sus promesas» (2 Corintios 5:5) de lo que está por venir. Cuando veas que el fruto del Espíritu crece en tu vida, es una prueba irrefutable de que un día tendrás un cuerpo completamente nuevo.

En lugar de adoptar el objetivo mundano de tener cuerpos perfectamente sanos que sigan adelante, nuestro objetivo es utilizar nuestros cuerpos físicos para glorificar a Dios mientras permanezcamos en ellos. Y eso no depende de tener una salud perfecta.

Nuestros cuerpos nos permiten funcionar en esta tierra como discípulos de Jesús y hacer las cosas que él ha preparado para nosotros. Podemos utilizarlos para el bien o para el mal, para fines eternos o para fines frívolos. Tienes una vida y un cuerpo, ¿Cómo vas a utilizarlos?

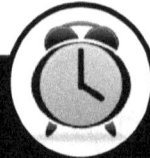

PAUSA PARA REFLEXIONAR 1

¿Qué diferencia práctica podrías hacer para verte a ti mismo como «un espíritu con un cuerpo», en vez de «un cuerpo con un espíritu»?

«Cuando nosotros enfrentamos la debilidad física, no es necesario buscar el "orar para quitarnos eso de encima"». ¿Cuál es tu opinión de esta afirmación?

Un templo del Espíritu Santo

Nuestro cuerpo puede ser sólo un hogar temporal, pero eso no significa que no sea importante.

> «¿Acaso no saben que su cuerpo es templo del Espíritu Santo, quien está en ustedes y al que han recibido de parte de Dios? Ustedes no son sus propios dueños; fueron comprados por un precio. Por tanto, honren con su cuerpo a Dios». (1 Corintios 6:19-20)

Tu cuerpo es un templo del Espíritu Santo, un lugar santo, y tú eres un santo. Glorificamos a Dios en nuestros cuerpos cuando vivimos de acuerdo con lo que somos, por lo que es importante tomar en serio la dieta, el ejercicio y el descanso.

Dieta

Dios creó todos los alimentos para que los disfrutemos, pero se nos advierte que no debemos comer en exceso.

Abandonar el azúcar y los alimentos procesados, y pasar a una dieta rica en verduras y frutas es un buen camino hacia una vida más sana. Si descubrimos que nos cuesta comer de forma más saludable, puede que tengamos que descubrir la causa de fondo. Si en el fondo nos sentimos infelices o nos disgustamos, puede que estemos intentando llenar el vacío con la comida.

Jesús pasó un período de 40 días en el desierto siendo tentado durante el cual no comió nada (Lucas 4:2). El ayuno es una disciplina espiritual y normalmente se lleva a cabo como resultado de una guía de Dios. Cuando ayunamos, elegimos abstenernos de la comida y de ciertos placeres durante un tiempo determinado, para buscar una mayor intimidad con Dios en la oración y el estudio de la Biblia. Además, esto le da a nuestro cuerpo la oportunidad de limpiarse de residuos tóxicos. Varios estudios sugieren que el ayuno regular puede mejorar el nivel de azúcar en la sangre y ayudar a reducir la presión arterial y los niveles de colesterol, mejorando así la salud del corazón. Otros beneficios para la salud asociados con el ayuno incluyen la disminución de los niveles de inflamación en el cuerpo, una mejor función cerebral y un mejor metabolismo, lo que puede conducir a un mayor éxito en la pérdida de peso.

Pero no ayunes sólo por los beneficios para la salud. Ayuna principalmente para profundizar tu intimidad con Dios y tu dependencia de él. Él nos ama tanto si ayunamos como si no lo hacemos.

Ejercicio

Pablo dice que «el ejercicio físico trae algún provecho» (1 Timoteo 4:8). El ejercicio regular disminuye el riesgo de desarrollar problemas de salud como la diabetes, las enfermedades cardíacas, el cáncer y la depresión, además de ayudar a conciliar el sueño y, en general, a sentirse mejor.

Un estudio de la Universidad de Leipzig[1] descubrió que, tras seis meses de ejercicio aeróbico regular, los telómeros de las personas se alargaban un 3,5%.

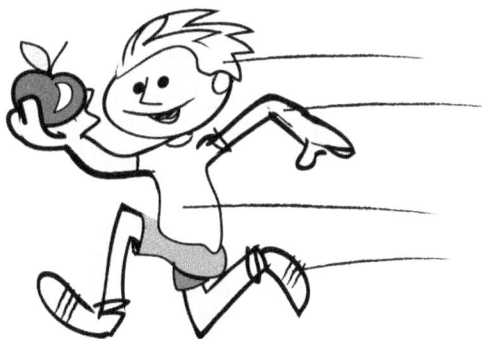

Sin embargo, en la Biblia no hay mucho sobre el ejercicio, simplemente porque la vida ordinaria era física y activa: caminar era la principal

1 Publicado en *The Telegraph*, 28 de noviembre de 2018

forma de transporte y la mayoría de los trabajos implicaban trabajo físico. Hoy en día, la mayoría de nosotros tenemos que tomar una decisión definitiva para incorporar la actividad física a nuestras vidas. La clave está en encontrar algo que nos guste. ¡Atrévete a probar algo nuevo!

Descanso

> «En vano madrugan ustedes, y se acuestan muy tarde, para comer un pan de fatigas, porque Dios concede el sueño a sus amados». (Salmo 127:2)

Dormir poco puede contribuir a problemas cardíacos, accidentes cerebrovasculares, aumento de peso, diabetes y problemas de tiroides. Sin embargo, en nuestra ajetreada sociedad, puede verse como algo bueno «quemar la vela por los dos extremos». Incluso en nuestras iglesias, puede parecer que cuanto más ocupados estemos, más se nos valora y acepta.

Sin embargo, Dios considera el descanso tan importante que lo convirtió en uno de los Diez Mandamientos (Éxodo 20:8-11). El descanso no consiste sólo en dormir. Se trata de permitir que nuestro ser interior se detenga y descanse también.

> «en verdes pastos me hace descansar. Junto a tranquilas aguas me conduce; me infunde nuevas fuerzas».
> (Salmo 23:2-3)

Necesitamos dar espacio y tiempo para que nuestro ser interior se restaure. De lo contrario, es probable que nos quememos. Satanás intentará engañarnos constantemente haciéndonos creer que no es necesario y que **hacer** es mucho mejor que **ser**.

La tecnología puede robarnos el descanso y distraernos, haciendo que el espacio y el silencio parezcan temibles.

Desarrollar buenos hábitos requiere esfuerzo y determinación, pero el beneficio que obtenemos vale la pena. Necesitamos que nuestro cuerpo físico esté lo más sano posible para poder hacer las cosas a las cuales él nos ha llamado.

Incluso, si uno tiene una gran dieta y un fantástico régimen de ejercicios, y está en la mejor forma posible, es imposible predecir con certeza quiénes vivirán hasta una avanzada edad y quiénes tendrán una muerte prematura por otras causas. A la luz de esto, tomemos nota de la exhortación que nos hace Pablo:

«Por lo tanto, hermanos, tomando en cuenta la misericordia de Dios, les ruego que cada uno de ustedes, en adoración espiritual, ofrezca su cuerpo como sacrificio vivo, santo y agradable a Dios». (Romanos 12:1)

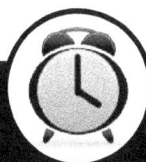

PAUSA PARA REFLEXIONAR 2

¿Hay cambios que quieras hacer en las áreas de dieta, ejercicio y descanso?

Si te sientes cómodo para hacerlo, compártelos con el grupo.

Puede ser difícil hacer y mantener cambios en el estilo de vida. ¿Cuáles son algunas prácticas en las que podemos animarnos y ayudarnos unos a otros?

Claves para llevar a casa

1. Nuestros cuerpos han sido creados según un diseño sorprendente.

2. No soy mi cuerpo: es mi alojamiento temporal en la tierra.

3. Tener un cuerpo débil y frágil no es un obstáculo para que Dios demuestre su gran fuerza y gloria en nosotros.

4. Nuestros cuerpos son el templo del Espíritu Santo y debemos glorificar a Dios en ellos.

5. Nuestro objetivo no es idolatrar nuestro cuerpo, sino tenerlo en las mejores condiciones posibles para que podamos usarlo en hacer las buenas obras que Dios ha preparado para nosotros.

6. Seremos más eficaces como discípulos cuando prestemos atención a la dieta, el ejercicio y al descanso.

7. Se nos insta a ofrecer nuestros cuerpos a Dios como sacrificio vivo, santo y agradable a él.

PARA PROFUNDIZAR

- Piensa en las increíbles formas en que funciona tu cuerpo y en la magnificencia de aquel que te creó. Piensa en todas las partes de tu cuerpo: los ojos, los oídos, el aparato digestivo, la piel, el cerebro, el corazón, etc. Dedica un tiempo a darle las gracias por tu cuerpo y porque has sido «creado de forma admirable y maravillosa». (Salmo 139:14)

- ¿Cómo no has amado y honrado tu cuerpo? ¿Has comido, hecho ejercicio y descansado excesivamente o demasiado poco? ¿Qué cambios quieres hacer?

- Considera si has convertido tu cuerpo en un ídolo. ¿Has invertido excesivamente tiempo, dinero, energía o pensado demasiado en tu aspecto?

- Algunos de nosotros tenemos «tiendas de campaña» que no son tan atractivas como las de otros, sin embargo, para Dios cada uno de nosotros es una obra de arte única y hermosa (eso es lo que significa la palabra griega en Efesios 2:10). ¿Has despreciado u odiado tu cuerpo por su aspecto o funcionamiento? Confiésalo a Dios y resuelve renovar tu mente con la verdad de la Biblia.

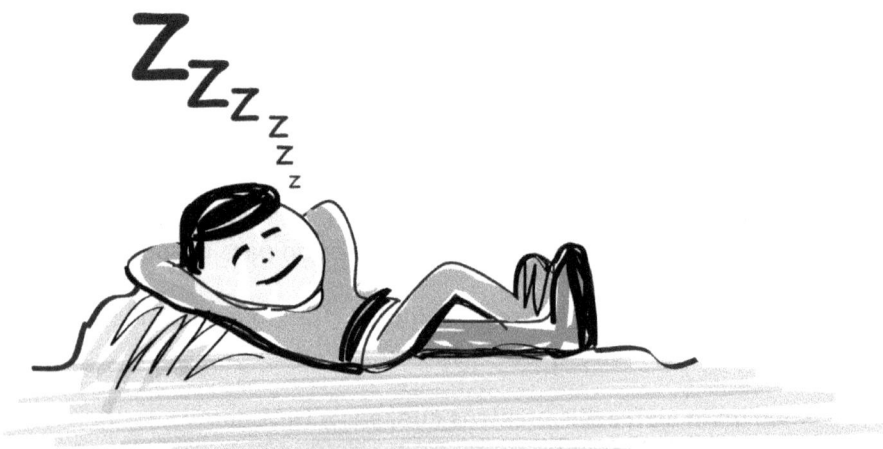

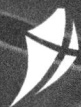

Morir es ganancia

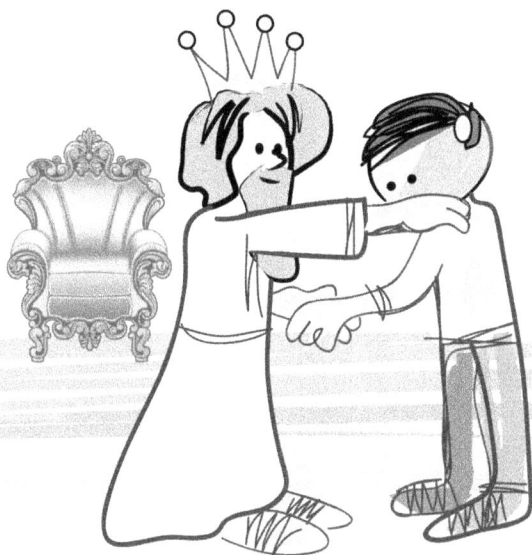

¿DE QUÉ TRATA?

OBJETIVO:

Alinear nuestro pensamiento con la verdad de Dios sobre los temas de la ansiedad, el miedo y la muerte, para que podamos vivir como discípulos fructíferos

VERSÍCULO CLAVE:

«Por tanto, ya que ellos son de carne y hueso, él también compartió esa naturaleza humana para anular, mediante la muerte, al que tiene el dominio de la muerte, es decir, al diablo, y librar a todos los que por temor a la muerte estaban sometidos a esclavitud durante toda la vida». (Hebreos 2:14-15)

BIENVENIDA

Por lo general, no hablamos mucho de la muerte, pero, por supuesto, forma parte de la vida. ¿Cuál es la experiencia más positiva que has tenido en relación con este tema? Puede que, por ejemplo, hayas visto a alguien que «murió muy bien», o ser impactado positivamente por un servicio fúnebre.

ALABANZA

Alabado sea Dios por el hecho de que en el momento en que recibiste a Jesús como tu Señor, recibiste la vida eterna y tu espíritu vivirá para siempre. Es un regalo de un Dios de amor y gracia. (ver Juan 3:16; Juan 10:28; 1 Juan 5:11)

Duración del vídeo: 33:40

Pausa para reflexionar 1: minuto 21:12

Pausa para reflexionar 2: minuto 31:16

Temor y ansiedad

El miedo y la ansiedad están implicados en toda una serie de problemas de salud, especialmente los que afectan al corazón, los intestinos y la piel.

Sin embargo, en la Biblia, tanto Jesús como Pablo nos dicen claramente que no debemos estar ansiosos, y «No temas», que es el mandamiento más repetido en la Biblia. Si Dios nos manda a hacer algo, entonces por definición debe ser posible que lo hagamos. Esto significa que cada mandato que Dios nos da en la Biblia es en efecto una promesa. Cuando nos dice: «No te preocupes por nada», *nos* está *prometiendo* que no tenemos que preocuparnos. Cuando nos dice: «No tengas miedo», lleva implícita la *promesa de que* es absolutamente posible que vivamos sin miedo.

La diferencia entre el miedo y la ansiedad es que el miedo siempre tiene un objeto específico, por ejemplo, las serpientes, las alturas o la muerte. En cambio, la ansiedad genera una reacción física muy parecida a la del miedo, pero no tiene una causa específica.

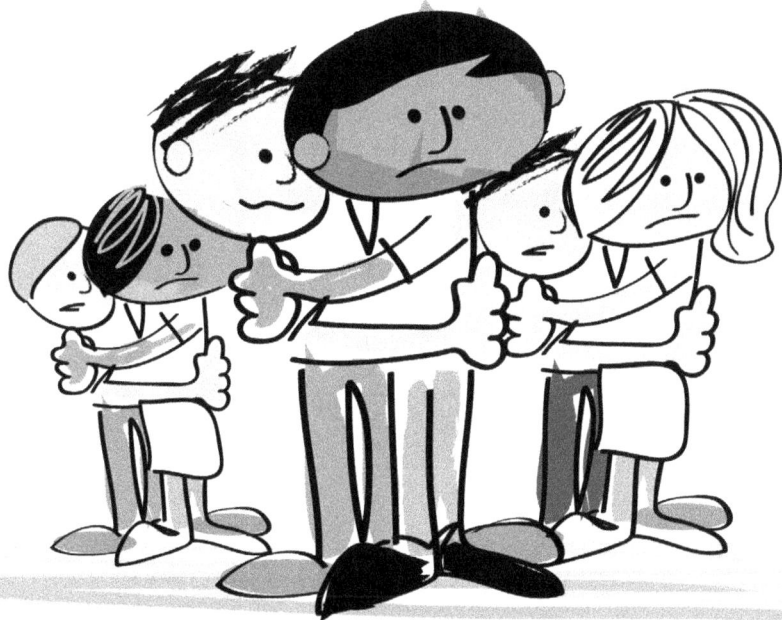

Resolviendo la ansiedad

Jesús dijo: «No se angustien por el mañana». (Mateo 6:34) La ansiedad es una vaga sensación de no saber lo que va a pasar mañana y dejar que eso nos moleste. Podríamos definirla con más precisión como: «**la inquietud dolorosa y perturbadora que proviene de una preocupación inapropiada por algo incierto**».[1]

No toda preocupación es inadecuada. Es normal estar nervioso por un examen que vas a hacer o si llegas tarde a un vuelo. Esa ansiedad surge de una situación concreta y se desvanece cuando termina. Es cuando la ansiedad se convierte en una parte continua y regular de la vida cuando se convierte en un problema.

> «Humíllense, pues, bajo la poderosa mano de Dios, para que él los exalte a su debido tiempo. Depositen en él toda ansiedad, porque él cuida de ustedes. Practiquen el dominio propio y manténganse alerta. Su enemigo el diablo ronda como león rugiente, buscando a quién devorar». (1 Pedro 5:6-8)

Pedro vincula claramente el que no depositemos todas nuestras ansiedades en Dios, con la realidad que Satanás está merodeando en busca de alguien a quien devorar. La ansiedad supone un peligro tanto espiritual como físico.

Especifica dos cosas que hay que hacer: humillarse y depositar todas nuestras inquietudes sobre Dios.

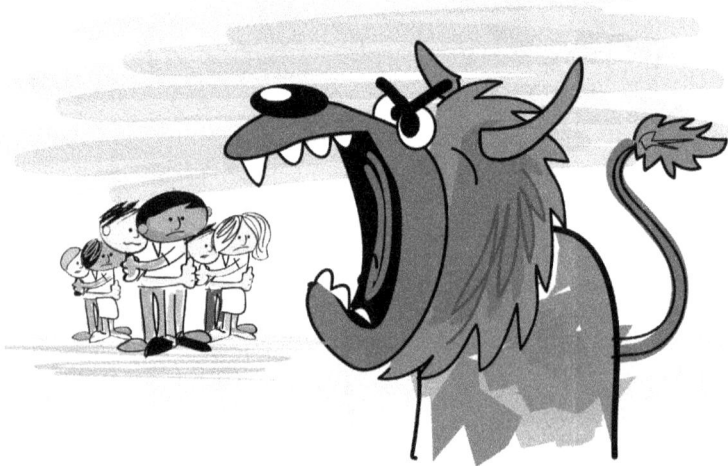

---

1 Esta definición está tomada de Freed To Lead de Rod Woods y Steve Goss (Monarch, 2017) y la enseñanza de esta sección sobre el miedo y la ansiedad está adaptada de ella y de la enseñanza de Neil Anderson (ver página 192 para más información sobre Freed To Lead).

Humillarnos a nosotros mismos

Parte de humillarnos bajo la poderosa mano de Dios consiste en dejar de lado nuestra propia agenda para nuestras vidas.

¿Qué objetivos a largo plazo tienes con respecto a tu salud?:

- ¿Para vivir una vida larga y saludable?
- ¿Para estar físicamente en forma?
- ¿Para ser curado?

¿Qué otro tipo de objetivos a largo plazo tienes en la vida?:

- ¿Para tener un cierto nivel de seguridad financiera?
- ¿Para tener hijos que sirvan a Dios y vivan una vida fructífera?
- ¿Para ascender a una determinada posición en tu carrera?

No está mal aspirar a esas cosas. Pero hay un problema si cruzan la línea, y pasan de ser algo que *nos* gustaría que ocurriera en un mundo ideal, a convertirse en un «objetivo de vida», un objetivo tan importante para nosotros que medimos nuestro propio éxito como persona en función de él.

El problema es que no puedes garantizar que ninguno de esos objetivos se cumpla. Aunque ahora mismo estés físicamente sano, no sabes qué pasará mañana. En última instancia, no podrás controlar las decisiones que tomen tus hijos.

Sentirte continuamente ansioso es un fuerte indicio de que puedes estar trabajando hacia un logro de vida que se siente incierto, es decir, uno cuya realización depende de personas o circunstancias que no están bajo tu control.

Y eso significa que no es una meta que Dios tiene para ti. Diría Dios alguna vez:

«"Tengo una meta para ti, sé que tal vez no puedas cumplirla, pero inténtalo de todos modos"», ¡Por supuesto que no! Si una meta que tienes es realmente de Dios, no hay nada incierto en ella. Si no quieres estar ansioso, deja ir cualquier meta que pueda ser bloqueada por otras personas o circunstancias que no tienes derecho o capacidad de controlar.

Eso no significa que dejemos de trabajar por cosas que son claramente buenas. Sólo se trata de rebajar la importancia de esas cosas en nuestro pensamiento, para que dejen de ser objetivos vitales de los que depende todo nuestro sentido de la identidad, entendiendo que son simplemente deseos, cosas que nos gustaría que ocurrieran. Si no ocurren, es decepcionante, pero no pasa nada.

Adoptar el objetivo de Dios para nuestras vidas

La clave aquí es entender cuál es la meta real de Dios para nuestra vida y convertirla en nuestro logro. Por encima de todo, Dios quiere que te parezcas cada vez más a Jesús en carácter. Él se preocupa por lo que **haces**, pero se preocupa mucho más por *quién* eres. Porque lo que haces viene de quién eres. Él está preocupado por lo que puede hacer **a través de ti**, pero está más preocupado por lo que puede hacer *en ti*.

Nadie ni nada puede bloquear ese objetivo: las personas y las circunstancias difíciles, como un problema de salud, pueden ayudar a parecerte más a Jesús a medida que perseveras y creces en tu carácter.

De hecho, la única persona que puede bloquear el objetivo de Dios para tu vida eres... ¡tú!

Echando nuestra angustia sobre Jesús

Entonces debemos echar nuestra ansiedad sobre Jesús. Veamos una forma de hacerlo:

En primer lugar, en una situación difícil hay que separar los hechos de las suposiciones. Un hecho podría ser algo como «He encontrado un bulto extraño». Una suposición sería: «¡Tengo cáncer y voy a morir la semana que viene!».

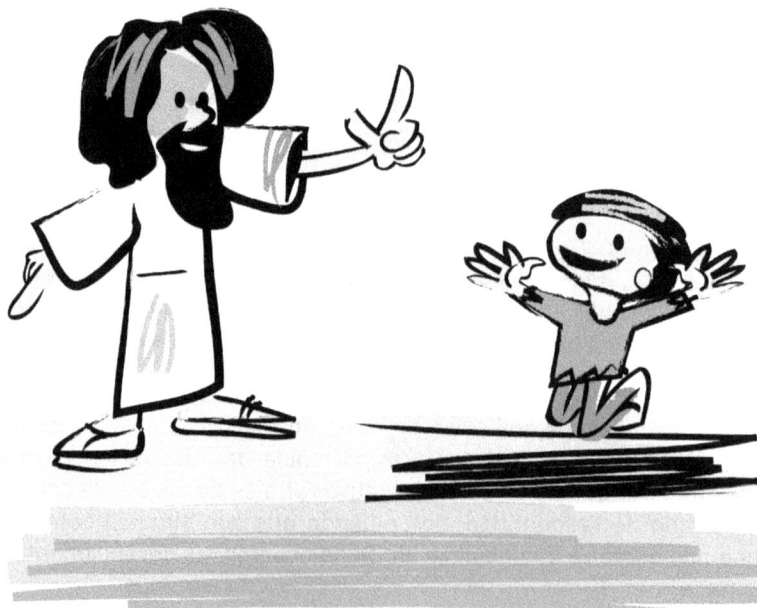

Pregúntate: «¿Qué es lo que tengo derecho o capacidad de controlar, y qué está más allá de mi poder de control?» No puedes hacer nada sobre el hecho de que haya un bulto. Pero puedes controlar lo que eliges pensar y creer. Entonces considera: «¿Cuál es mi responsabilidad en esta situación?» Sería sensato, por ejemplo, consultar a un médico y pasar por *Los Pasos de la Libertad en Cristo* para comprobar que no hay ningún problema espiritual en la raíz de esto.

Ahora que has cumplido con tu responsabilidad, puedes decir con confianza: «A ti, Dios», y dejarle todo lo demás a él. El principio es: haz lo que te corresponde hacer; luego deja el resto a Dios.

Cómo afrontar el temor

Podríamos definir el miedo como «**una reacción emocional causada por la percepción de un peligro o amenaza que desencadena una respuesta física en nuestro cuerpo**». Hay un miedo sano y un miedo insano. La diferencia entre ambos tiene que ver esencialmente con la verdad y la mentira, si el peligro que *percibes* es realmente un peligro o no.

El miedo sano nos impide hacer cosas que nos harían daño. Por ejemplo, no pondrías tu mano en el fuego ni jugarías con un león.

Pero también existe el miedo malsano. Es el miedo que no es una respuesta razonable a lo que está sucediendo, por ejemplo, quedarse paralizado por una pequeña araña en la esquina de la habitación, pensar que vamos a enfermar en cualquier momento o dormir con la luz encendida por miedo a la oscuridad.

Para que un miedo sea sano debe tener dos atributos: debe **estar presente** y **tener poder.**

Todo miedo malsano proviene de creer que un objeto está presente y es poderoso cuando no lo es. Así que detrás de cada miedo insano hay una mentira. Es conocer la verdad lo que te liberará del miedo.

La mayoría de los miedos malsanos están relacionados con el miedo a otras personas, o con el temor a la muerte.

Temor a la gente

Digamos que tienes un gran miedo a tu jefe. Es un tipo de persona intimidante, pero no le tienes miedo cuando estás en casa. ¿Por qué no? No está allí. Pero cuando vas al trabajo el lunes por la mañana, ahí está, presente y poderoso.

¿O es él? Porque la Biblia nos dice que no debemos temer a la gente. Entonces, ¿qué puedes hacer para que el jefe no produzca ese tipo de miedo en ti? Tienes que deshacerte de uno de esos atributos que le estás otorgando. No puedes hacer nada sobre el hecho de que esté presente. ¿Y qué pasa con el poder? Bueno, ¿qué poder tiene exactamente sobre ti? ¿Qué es lo peor que podría hacer? Podría despedirte.

Resuelve ahora mismo que, si llega un momento de presión, y tu jefe empieza a exigirte que hagas cosas que moralmente sabes que no son correctas, entonces elegirás obedecer a Dios antes que a él. Sí, puede despedirte, pero la verdad es que puedes confiar en que Dios te cuidará.

Dios no quiere que nos alejemos de los demás, pero la amenaza de ser rechazados por ellos está siempre presente, ¿Es esto poderoso? ¡Eso depende de ti! Al resolver hoy en tu propia mente que, en un momento de presión, siempre obedecerás a Dios antes que a las personas y tomarás su opinión sobre ti antes que la de ellos, así les quitas su poder, entonces, no necesitas temerles.

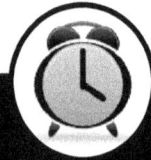

PAUSA PARA REFLEXIONAR 1

¿Cuáles son tus pensamientos sobre la idea de que la meta principal de Dios para tu vida es que tu carácter llegue a ser más y más como el de Jesús?

Si adoptaras esa meta para tu vida, ¿qué diferencia podría hacer en ti si afrontaras una situación difícil, como un problema de salud o la pérdida de tu trabajo?

Temor a la muerte

Las distintas visiones del mundo tratan la muerte de forma muy diferente. Algunos la ven de forma muy espiritual, como una unión con los ancestros en el reino espiritual. En Occidente, se tiende a un enfoque físico, no espiritual. La muerte puede verse como una especie de fracaso: de los conocimientos de los médicos, de los cuidados del equipo sanitario o de que nuestro cuerpo funcione de forma indebida. Los cristianos pueden sentir que es un fracaso de Dios en su respuesta a la oración.

Nuestro instinto natural de supervivencia tiende a hacernos temer a la muerte y a querer evitarla, y Satanás está muy interesado en fomentar ese miedo.

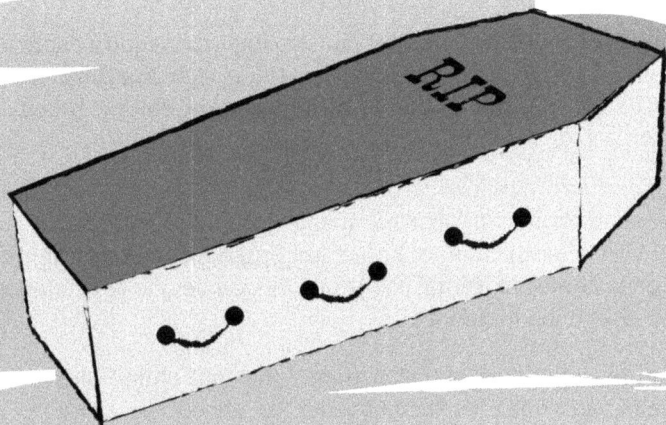

Sin embargo, Hebreos 2:14-15 dice que Cristo murió para, «... anular, mediante la muerte, al que tiene el dominio de la muerte —es decir, al diablo—, y librar a todos los que por temor a la muerte estaban sometidos a esclavitud durante toda la vida». Así como ya no tenemos que ser esclavos del pecado, tampoco tenemos que ser esclavos del miedo a la muerte.

No podemos eliminar la *presencia* de la muerte. A menos que Jesús regrese primero, la única cosa en la vida de la que podemos estar 100% seguros es que nuestro cuerpo físico morirá.

Pero ¿qué pasa con el otro atributo de la muerte, su poder? Pablo dice que la muerte «ha perdido su aguijón» (1 Corintios 15:54-57). Su poder ha sido removido, así que no debemos temer. Veamos la verdad sobre la muerte.

> «Fíjense bien en el misterio que les voy a revelar: No todos moriremos, pero todos seremos transformados, en un instante, en un abrir y cerrar de ojos, al toque final de la trompeta. Pues sonará la trompeta y los muertos resucitarán con un cuerpo incorruptible, y nosotros seremos transformados». (1 Corintios 15:51-52)

Por un lado, no sabemos qué va a pasar mañana; en otro nivel, sabemos exactamente lo que va a pasar:

- Dios va a seguir siendo nuestro Padre amoroso y protector
- Cuando seamos débiles, él siempre será fuerte y podremos hacer todas las cosas por medio de Cristo, que nos dará fuerza. (2 Corintios 12:9-10; Filipenses 4:13)
- Cuando nuestro cuerpo físico muera, nuestro espíritu seguirá conectado a Dios y estaremos con él para siempre en un lugar donde la Biblia promete que «ya no habrá muerte, ni llanto, ni lamento, ni dolor». (Apocalipsis 21:4)

Conocer estas cosas en nuestro corazón (no sólo en nuestra cabeza) nos transformará y nos permitirá pensar en nuestra propia muerte física y —sin ser morbosos— vivir a la luz de ella. El apóstol Pablo hizo precisamente eso. Cuando estaba en la cárcel de Roma, con la posibilidad de que lo condenaran a muerte, escribió esto a los filipenses:

> «Mi ardiente anhelo y esperanza es que en nada seré avergonzado, sino que, con toda libertad, ya sea que yo viva o muera, ahora como siempre, Cristo será exaltado en mi cuerpo. Porque para mí el vivir es Cristo y el morir es ganancia. Ahora bien, si seguir viviendo en este mundo representa para mí un trabajo fructífero, ¿qué escogeré? ¡No lo sé! Me siento presionado por dos posibilidades: deseo partir y estar con Cristo, que es muchísimo mejor». (Filipenses 1:20-23)

Pablo se debate entre permanecer en la tienda temporal de su cuerpo o partir hacia las alegrías del cielo. Pero tanto si vive como si muere, quiere que Cristo sea honrado en su cuerpo. Ha hecho de su cuerpo un «sacrificio vivo». La razón que da para permanecer físicamente vivo es que significará un trabajo fructífero. Podrá hacer más de las cosas que Dios preparó específicamente para él.

La conclusión es ésta: «Para mí vivir es Cristo, y morir es ganancia». Nada más funciona en esa ecuación... «Para mí vivir es mi familia, mi carrera o mi ministerio, morir es pérdida». Pero cuando nuestra vida en este cuerpo se enfoca en Cristo y en convertirse más y más como él, cuando morimos y llegamos a estar con él ¡las cosas simplemente mejoran!

Al final de su último libro de Narnia, CS Lewis describe el cielo así:

Las cosas que empezaron a suceder después fueron tan grandes y hermosas que no puedo escribirlas. Toda su vida en este mundo había sido sólo la portada y la página del título: ahora, por fin, comenzaban el capítulo uno de la gran historia que nadie en la tierra ha leído: que continúa para siempre, en la que cada capítulo es mejor que el anterior.[2]

Pasos prácticos para afrontar el temor

1. Trata los problemas del pecado.
   Después de que Adán pecó dijo: «tuve miedo». El pecado abrió la puerta al miedo. Como siempre, el primer paso es confesar y arrepentirse pasando por «*Los Pasos a la Libertad en Cristo*».

2. Reconoce que Dios está siempre presente y siempre es poderoso.
   Por eso el temor a Dios es el único temor que siempre es saludable. El temor a Dios no significa tenerle miedo. Significa reconocer su poder y su autoridad, su santidad y su amor, ¡y recordar que Él está de nuestro lado!

3. Descubre la mentira que hay detrás del miedo malsano.
   Por ejemplo, si temo a Satanás, significa que pienso que es más poderoso que yo. La Biblia es nuestro «detector de mentiras» y nos dice en Santiago 4:7 que, si nos sometemos a Dios y resistimos al diablo, éste tiene que huir de nosotros.

4. Renueva tu mente con un Demoledor de bastiones. (ver página 53)

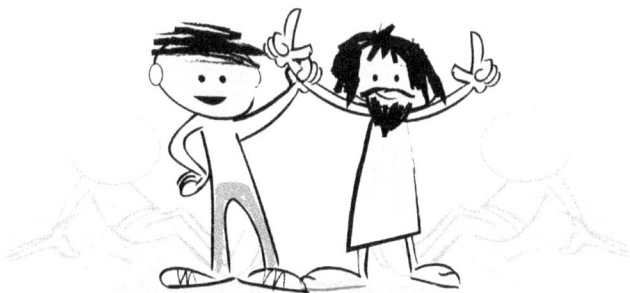

---

2 C.S. Lewis, La última batalla (Harper Collins: Nueva York, 1956) p. 228.

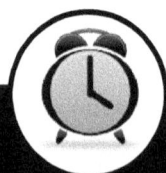

PAUSA PARA REFLEXIONAR 2

«La muerte todavía está presente, pero ya no tiene poder sobre nosotros, por lo que no debemos temerla». ¿Que sientes acerca de esta afirmación?

¿Qué cosas prácticas podríamos hacer para resolver nuestro miedo natural a la muerte?

Claves para llevar a casa

1. Puedes resolver la ansiedad sometiéndote ante Dios y depositando tus preocupaciones sobre él.

2. Tenemos que soltar cualquier logro de vida que pueda ser bloqueado por las circunstancias o por otras personas.

3. Alinea tus metas en la vida con la meta de Dios para ti —ser cada vez más como Jesús— elimina mucha ansiedad.

4. Para que un temor sea sano, debe estar PRESENTE y tener PODER.

5. Detrás de cada temor malsano hay una mentira, y puedes resolver el temor al renovar tu mente con la verdad.

6. La muerte sigue PRESENTE, pero para nosotros ya no es PODEROSA, por lo que no hay que temerla.

7. Si para mí vivir es Cristo, ¡cuando muera será mejor!

PARA PROFUNDIZAR

Todos nosotros trabajamos para alcanzar unos logros de vida concretos que hemos planeado. Sin embargo, puede que no sepamos realmente cuáles son porque los desarrollamos de forma subconsciente. Tómate un tiempo para orar y pensar en las cosas que estás trabajando en tu vida. Pide a Dios que te haga consciente de ellas y escríbelas. Luego, para cada uno de los objetivos que identifiques, pregúntate si dicho objetivo podría ser bloqueado por personas o circunstancias fuera de tu control. Si es así, tómate un tiempo ante Dios para discernir si esta meta se ha vuelto tan importante para ti que mides tu propio éxito como persona en función de ella. ¿Qué pasos vas a dar para disminuirla en tu pensamiento?

Considera la certeza de tu muerte física. ¿Cómo te hace sentir el pensamiento de la muerte? ¿Podría haber una mentira que hayas creído? ¿Hay acontecimientos en tu vida que han moldeado tu visión de la muerte de una manera poco saludable?

Considera los siguientes versículos sobre lo que te ocurrirá cuando mueras:

«Fíjense bien en el misterio que les voy a revelar: No todos moriremos, pero todos seremos transformados, en un instante, en un abrir y cerrar de ojos, al toque final de la trompeta. Pues sonará la trompeta y los muertos resucitarán con un cuerpo incorruptible, y nosotros seremos transformados». (1 Corintios 15:51-52)

«Después vi un cielo nuevo y una tierra nueva, porque el primer cielo y la primera tierra habían dejado de existir, lo mismo que el mar». (Apocalipsis 21:1)

«Oí una potente voz que provenía del trono y decía: "¡Aquí, entre los seres humanos, está la morada de Dios! Él acampará en medio de ellos, y ellos serán su pueblo; Dios mismo estará con ellos y será su Dios. Él les enjugará toda lágrima de los ojos. Ya no habrá muerte, ni llanto, ni lamento ni dolor, porque las primeras cosas han dejado de existir"».
(Apocalipsis 21:3-4)

«Por eso mi corazón se alegra, y se regocijan mis entrañas; todo mi ser se llena de confianza. No dejarás que mi vida termine en el sepulcro; no permitirás que sufra corrupción tu siervo fiel. Me has dado a conocer la senda de la vida; me llenarás de alegría en tu presencia, y de dicha eterna a tu derecha». (Salmo 16:9-11)

¿Qué puedes hacer para empezar a alinear tus creencias sobre la muerte con lo que es realmente cierto?

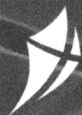

¿Me sanará Dios?

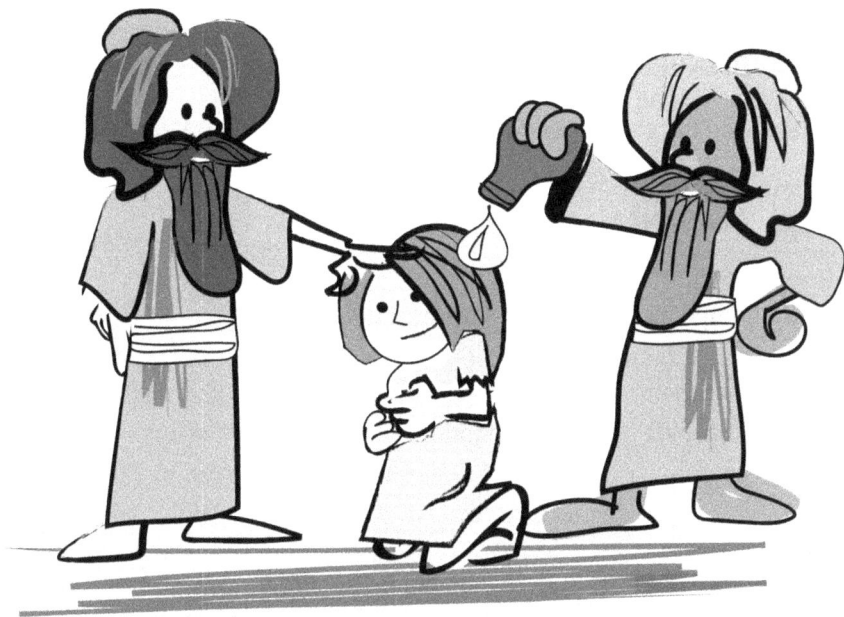

¿DE QUÉ TRATA?

OBJETIVO:

- Considerar lo que significa ser verdaderamente completo.
- Entender cómo abordar los problemas de salud que surgen en nuestra vida.

VERSÍCULO CLAVE:

«No me escogieron ustedes a mí, sino que yo los escogí a ustedes y los comisioné para que vayan y den fruto, un fruto que perdure. Así el Padre les dará todo lo que le pidan en mi nombre». (Juan 15:16)

BIENVENIDA

¿Cuáles son las claves que más te han llamado la atención de este curso?

ALABANZA

Dedica tiempo a centrarte en estos atributos de Dios:

- La compasión, el amor y su fidelidad como Padre (Salmo 86:15)
- El nombre de Jesús, que significa «Dios salva» (Filipenses 2:10)
- La esperanza y el poder del Espíritu Santo (Romanos 15:13)

Duración del vídeo: 34:29

Pausa para reflexionar 1: minuto 15:06

Pausa para reflexionar 2: minuto 31:50

ENSEÑANZA

Dios estableció las leyes científicas de la física y la biología, pero tiene la costumbre de intervenir en ellas. Jesús curaba a todos los que acudían a él (Mateo 12:15; Lucas 4:40; Lucas 6:19). Pablo y los demás apóstoles realizaron muchos milagros de sanidad (Hechos 5:16; 19:11-12).

Por otra parte, está claro que Jesús vio a muchas personas que sufrían, pero no las curó. En el estanque de Betzatá (Betesda) (Juan 5:2-9), había una multitud de inválidos —«ciegos, cojos y paralíticos» —y Jesús sólo curó a uno de ellos. El propio Pablo no estaba libre de enfermedades físicas: «Como bien saben, la primera vez que les prediqué el evangelio fue debido a una enfermedad,» (Gálatas 4:13). Aconsejó a Timoteo que tomara un poco de vino para sus problemas de estómago y sus «frecuentes enfermedades» (1 Timoteo 5:23). También dijo que Trófimo no podía viajar debido a la enfermedad (2 Timoteo 4:20), y que Epafrodito estaba tan enfermo que casi muere (Filipenses 2:27).

La enfermedad física era una parte normal de la vida de los cristianos, tanto entonces como ahora.

En ninguna parte de la Biblia aprendemos que podemos esperar ser curados de toda enfermedad *ahora mismo*. Las enfermedades causadas por cuestiones puramente físicas son una consecuencia inevitable de vivir en un mundo caído en cuerpos que están muriendo.

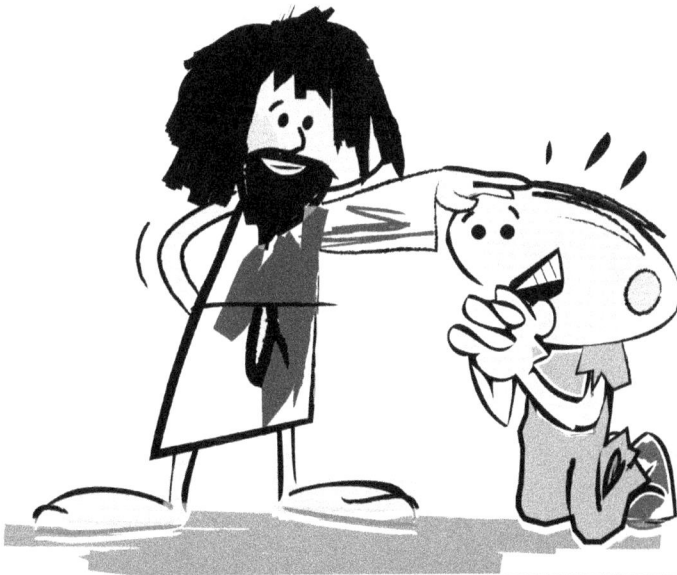

Sin embargo, el mismo poder que resucitó a Jesús de entre los muertos está en ti y en mí (Efesios 1:19-20) y Jesús nos dijo que haremos obras mayores que las que él hizo (Juan 14:12). Además, Pablo habló de personas con «dones para sanar enfermos», específicas, como parte normal de la vida de la iglesia (1 Corintios12: 9, 28).

Se puede vivir bien con una enfermedad crónica

Si has hecho lo que Dios te da para hacer, y todavía no estás curado, Dios sigue siendo Dios y tú sigues siendo su hijo amado. No necesitas estar físicamente sano para ser usado poderosamente por Dios. Puedes ser fructífero incluso con una enfermedad crónica.

Conoce tu verdadera identidad en Cristo

Nuestro valor no depende de nuestro aspecto, de lo que podemos hacer o de lo que los demás esperan. Nuestro valor se basa puramente en lo que Dios dice que somos.

Así que no te definas por la enfermedad ni digas cosas como: «*mi* enfermedad, *mi* artritis, *mis problemas* de corazón», lo que implica que, de alguna manera, *eres dueño de* la enfermedad.

Realiza cambios prácticos

Es posible que tengamos que aprender a manejar nuestro ritmo y decir que no a algunas cosas.

Busca lo positivo en todas las situaciones

Concéntrate en lo que *puede* ser y no en lo que no puede hacer. Aprender nuevas habilidades o aficiones, puede ayudar. La Biblia nos dice que debemos dar gracias en todas las circunstancias (1 Tesalonicenses 5:18).

La plenitud y la sanidad son cosas diferentes

El punto clave es este: la plenitud es diferente a la sanidad. A veces podemos insistir tanto en buscar la salud física que pasamos por alto lo más importante.

> «Para evitar que me volviera presumido por estas sublimes revelaciones, una espina me fue clavada en el cuerpo, es decir, un mensajero de Satanás, para que me atormentara. Tres veces le rogué al Señor que me la quitara; pero él me dijo: "Te basta con mi gracia, pues mi poder se perfecciona en la debilidad". Por lo tanto, gustosamente haré más bien alarde de mis debilidades, para que permanezca sobre mí el poder de

Cristo. Por eso me regocijo en debilidades, insultos, privaciones, persecuciones y dificultades que sufro por Cristo; porque, cuando soy débil, entonces soy fuerte». (2 Corintios 12:7-10)

No se nos dice exactamente qué era la espina en el cuerpo, aparte de que era un mensajero de Satanás, pero era algo que hacía que Pablo se sintiera muy débil. Hizo bien en hacer todo lo posible para librarse de ella. Pero no sucedió y Dios dijo claramente: «Te basta con mi gracia, pues mi poder se perfecciona en la debilidad».

El objetivo de Dios para nosotros es ayudarnos a parecernos cada vez más a Jesús en su carácter. Perseverar a través de un problema de salud difícil y descubrir que su gracia es realmente suficiente puede ayudarnos en eso. Joni Eareckson Tada ha pasado 50 años en una silla de ruedas, después de quedar tetrapléjica en un accidente de buceo a los 17 años. Viaja por todo el mundo inspirando a miles de personas. Escribió: «Mi silla de ruedas fue la clave para que todo esto sucediera, especialmente porque el poder de Dios siempre se muestra mejor en la debilidad, así que, estoy aquí sentada... contenta de no haber sido curada por fuera, pero sí por dentro. Curada de mis propios deseos y anhelos egocéntricos».[1]

Pablo nos asegura que Dios dispone todas las cosas para nuestro bien (Romanos 8:28) Podemos estar físicamente *curados*, pero no *completos*; y podemos estar cada vez más completos y aún tener un problema de salud física.

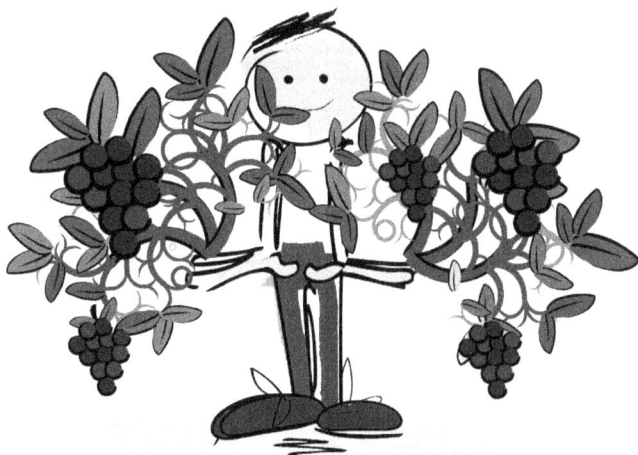

---

1 Joni Eareckson Tada, A Place of Healing: Wrestling with the Mysteries of Suffering, Pain, and God's Sovereignty, p.49, David C Cook Publishing Company, 2010.

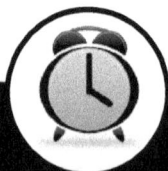

PAUSA PARA REFLEXIONAR 1

«La plenitud es diferente a la sanidad». ¿De qué manera podría alguien ser sanado, pero no estar completo? ¿Y estar completo, pero no sano?

¿Cómo definirías «plenitud»?

Responde a la pregunta clave

Entonces, ¿qué significa ser un hijo de Dios espiritualmente vivo que vive en un mundo no redimido y no restaurado? Intentemos por fin dar a esta pregunta crucial una respuesta completa de espíritu, mente y cuerpo.

Los efectos de la Caída (el pecado original de Adán) en nuestro *espíritu* ya se han revertido completamente. Nuestro espíritu, la parte central de nuestro ser, ha vuelto a la vida y está incluso ahora unido al Espíritu de Dios.

Los efectos de la Caída en nuestra *mente, emociones y voluntad* pueden ser revertidos, sin embargo, la medida en que se reviertan depende de la medida en que cooperemos con Dios eligiendo caminar por el Espíritu en lugar de la carne, eligiendo creer la verdad, haciendo buenas elecciones y siendo transformados por la renovación de nuestras mentes.

Sin embargo, por ahora seguimos teniendo el mismo *cuerpo* físico de siempre, que cada vez envejece más. Algún día tendremos un cuerpo nuevo y la enfermedad desaparecerá, pero, hasta que llegue ese día, «gemimos interiormente, mientras aguardamos nuestra adopción como hijos, es decir, la redención de nuestro cuerpo». (Romanos 8:23).

La transformación de nuestro *espíritu* y nuestra *mente* debería conducir normalmente a efectos positivos en nuestro *cuerpo* físico. Si nos comprometemos a largo plazo con el autocontrol en aspectos como el ejercicio, la alimentación y el descanso, podemos esperar obtener beneficios en nuestra salud física.

Un plan de 8 puntos para asegurarte de hacer todo lo que puedes hacer

Si has seguido el consejo médico, pero todavía tienes una enfermedad que no ha desaparecido, hemos elaborado un plan de 8 puntos basado en lo que hemos visto en *Las claves para una vida saludable, plena y fructífera*. Te permitirá saber que has hecho todo lo que está a tu alcance y responsabilidad.

1. Acércate radicalmente a Dios

Si tienes un problema en tu cuerpo, a menudo es imposible juzgar inmediatamente si la raíz es espiritual, mental, emocional o puramente física. Pero puedes utilizar fácilmente *Los Pasos para la Libertad en Cristo* para resolver o descartar una causa espiritual y te recomendamos que empieces por ahí.

2. Sigue las instrucciones de Santiago 5

Santiago 5 tiene algunas instrucciones muy específicas sobre qué hacer si estás enfermo y una promesa firme de que serás curado si las haces:

> «¿Está afligido alguno entre ustedes? Que ore. ¿Está alguno de buen ánimo? Que cante alabanzas. ¿Está enfermo alguno de ustedes? Haga llamar a los ancianos de la iglesia para que oren por él y lo unjan con aceite en el nombre del Señor. La oración de fe sanará al enfermo y el Señor lo levantará. Y, si ha pecado, su pecado se le perdonará. Por eso, confiésense unos a otros sus pecados, y oren unos por otros, para que sean sanados. La oración del justo es poderosa y eficaz». (Santiago 5:13-16)

El pasaje da a la persona enferma mucha responsabilidad. Debe llamar a los ancianos. Debe orar. También está este mandato: «Por eso, confiésense unos a otros sus pecados, y oren unos por otros, para que sean sanados. La oración del justo es poderosa y eficaz». Una vez que el enfermo ha confesado sus pecados, cuando los demás oran por él se produce la sanidad.

Como hemos visto, el pecado no resuelto abre las puertas a la influencia del enemigo y es una posible raíz de enfermedad. Es importante descartar esa posibilidad. Cuando hayas hecho tu parte, (confesado tus pecados) y el problema persiste, pide a los ancianos de tu iglesia que oren por ti y te unjan con aceite como sugiere Santiago. Esperaríamos que cualquier problema con una raíz espiritual desaparezca en ese momento.

No acudas directamente a los ancianos para que oren, haz primero tu parte. Si la enfermedad continúa, sería razonable suponer que el problema de fondo no es espiritual.

3. Comprométete a creer en la verdad y a renovar tu mente

Hemos visto ejemplos de cómo el cambio de una creencia errónea ha llevado a la curación de los síntomas físicos y hemos observado que conocer la verdad es crucial.

El Demoledor de Bastiones te ayudará a renovar tu mente lo cual traerá transformación.

El simple hecho de declarar la verdad de la Biblia puede ayudar significativamente.

4. Busca a alguien con un auténtico don de sanidad

Si puedes identificar a un cristiano con un genuino don de sanidad, idealmente en tu propia iglesia; entonces pídele que ore por ti. Pero no sientas la necesidad de ir por todos lados buscando a la «persona ungida» adecuada.

Ten cuidado con los charlatanes o con aquellos que dan a entender que son cristianos pero que en realidad tratan de aprovechar poderes ocultos (como las llamadas iglesias espiritistas).

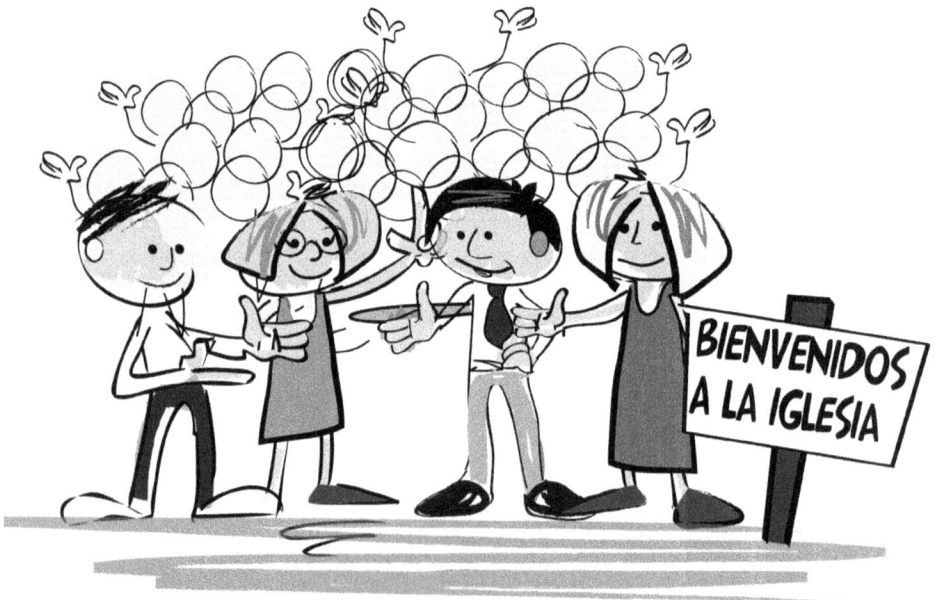

Ten cuidado con las llamadas prácticas curativas «alternativas». Algunas de ellas se basan en prácticas espirituales de otras religiones y pueden exponerte a influencias espirituales negativas. Para saber cómo juzgar si una práctica alternativa concreta puede ayudarte o perjudicarte, consulta *The Biblical Guide To Alternative Medicine*, de Neil T. Anderson y Michael Jacobsen (Regal Books, 2003).

5. Haz todo lo que puedas para cuidar tu cuerpo

Asegúrate de tener una buena dieta, una actividad física mínima recomendada y descanso. Eso requerirá un compromiso de caminar por el Espíritu y dejar que el fruto del autocontrol siga creciendo en tu vida.

6. Acude a un médico

Suponemos que a estas alturas ya habrás acudido a un médico, pero quizá valga la pena volver a seguir ese camino. No pienses que es algo «poco espiritual» buscar ayuda médica.

7. Forma parte de una comunidad con evidencias del amor de Dios

La soledad en los ancianos es un asesino tan grande como las enfermedades del corazón.[2] Dios nos ha diseñado para tener comunión con los demás.

Debes comprometerte con un cuerpo de creyentes y, si puedes, con un grupo pequeño que ore por ti.

8. Entrégate a Dios y a su perfecta sabiduría

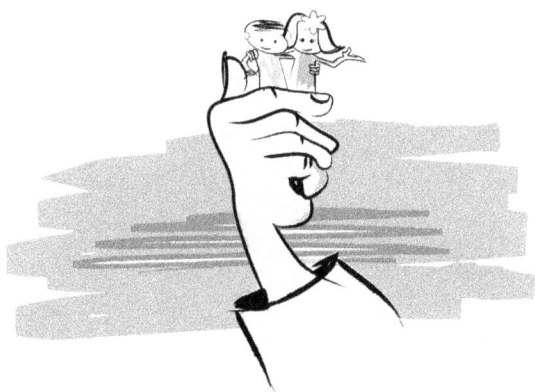

Dios es Dios. Él te ama. Tiene la sabiduría perfecta. Estás a salvo en sus manos. Hay más que un poco de misterio en todo esto, pero, incluso si fueras sanado hoy, el proceso de descomposición de tu cuerpo continuaría y (si Jesús no regresa primero)

2 La soledad y el aislamiento social como factores de riesgo de mortalidad: Una revisión metanalítica, Julianne Holt-Lunstad, Timothy B. Smith, Mark Baker, Tyler Harris y David Stephenson, Brigham Young University, 2015

eventualmente morirás de otra cosa. ¡Él puede trabajar a través de ti poderosamente tal como eres!

No lo olvides.

«Por lo tanto, hermanos, tomando en cuenta la misericordia de Dios, les ruego que cada uno de ustedes, en adoración espiritual, ofrezca su cuerpo como sacrificio vivo, santo y agradable a Dios. No se amolden al mundo actual, sino sean transformados mediante la renovación de su mente». (Romanos 12:1-2a)

Eres mucho más que tu cuerpo físico, que no es más que un alojamiento temporal en la tierra para tu espíritu, la parte de ti que seguirá para siempre.

No dejes que el mundo te dicte tu forma de pensar. Captura despiadadamente cada pensamiento, descubre las creencias erróneas y cámbialas por lo que es realmente cierto.

Recuerda quién eres y que Dios te creó, te eligió y planeó cosas enormemente significativas para ti.

En preparación para eso, Su enfoque en este momento es ayudarte a ser más y más como Jesús, para ser pleno y fructífero.

¡Aviva el fuego del don del Espíritu Santo en ti y sal a vivir para él!

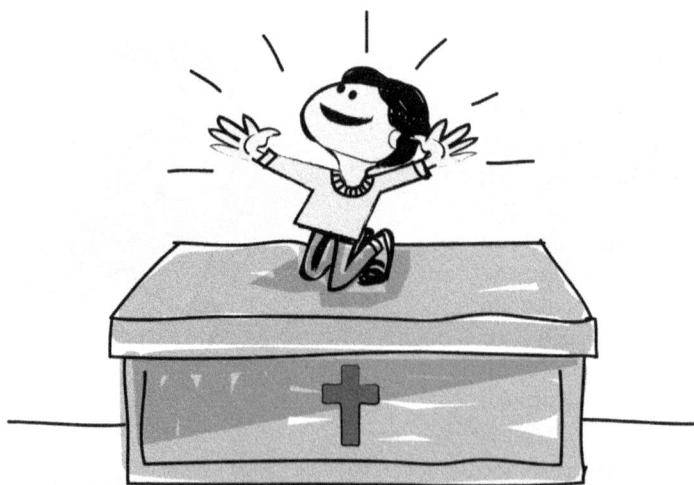

Claves para llevar a casa

1. Una enfermedad crónica no te impide en absoluto ser un discípulo completo y fructífero, de hecho, puede ayudarte a conseguirlo.

2. Sin embargo, nada es imposible para Dios y él sigue obrando mediante la sanidad sobrenatural.

3. Ninguna enfermedad o limitación nos define, sino lo que nuestro Padre Celestial dice de nosotros.

4. Hay pasos bíblicos que podemos dar para tratar de resolver un problema de salud, dependiendo de su causa-raíz.

5. Tenemos que desempeñar nuestro papel y asegurarnos de que hemos hecho las cosas que Dios nos ha dado como responsabilidad.

6. Realmente puedes aprender a dar gracias en todas las circunstancias.

7. Después de haber hecho todo lo que has podido, simplemente entrégale tu cuerpo a Dios como sacrificio vivo, confiando en que él puede seguir utilizándote plenamente como discípulo.

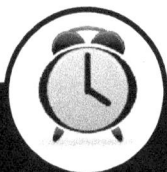

PAUSA PARA REFLEXIONAR 2

Teniendo en cuenta lo que hemos visto sobre las raíces de la enfermedad en el cuerpo, la mente y el espíritu, ¿qué medidas sugerirías a alguien a quien se le ha diagnosticado recientemente una enfermedad grave?

PARA PROFUNDIZAR

Dedica un tiempo a leer despacio estos versículos y a pedirle a Dios que te hable desde ellos antes de considerar las preguntas que siguen:

> «Por lo tanto, hermanos, tomando en cuenta la misericordia de Dios, les ruego que cada uno de ustedes, en adoración espiritual, ofrezca su cuerpo como sacrificio vivo, santo y agradable a Dios. No se amolden al mundo actual, sino sean transformados mediante la renovación de su mente. Así podrán comprobar cuál es la voluntad de Dios, buena, agradable y perfecta». (Romanos 12:1-2)

> «Querido hermano, oro para que te vaya bien en todos tus asuntos y goces de buena salud, así como prosperas espiritualmente». (3 Juan 2)

¿Es tu persona interior o tu persona exterior lo que más le importa a Dios? ¿Qué te importa más?

¿Cómo estás creciendo más como Jesús, en carácter y plenitud? ¿Hay alguna área de tu vida en la que te gustaría crecer más? Háblale a Dios de ellas.

Si tiene una enfermedad crónica, considere estas preguntas:

- ¿Cómo puede ayudarme mi condición a ser un discípulo fructífero?
- ¿Estoy asumiendo la responsabilidad de las cosas que me corresponden hacer, como confesar, arrepentirme, perdonar y decir la verdad sobre quién soy en Cristo?
- ¿Estoy dejando ir las cosas que no me corresponden, como curar, y proveer?
- ¿Estoy radicalmente bien con Dios?
- ¿Estoy renovando mi mente con la verdad?
- ¿He pedido la oración y la unción con aceite para sanidad?
- ¿Estoy eligiendo estar siempre alegre, orando continuamente y dando gracias en todas las circunstancias?

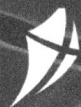

Los Pasos hacia una vida saludable y plena

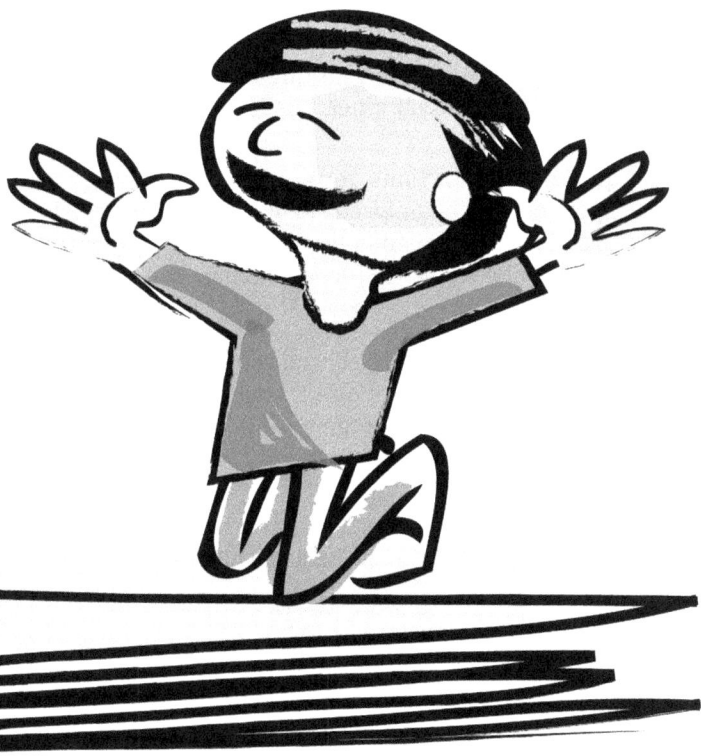

Introducción

Los Pasos hacia una vida saludable y plena es el componente ministerial de *las Claves para una vida saludable, plena y fructífera,* y te ayudará a poner en práctica los principios que se han enseñado. Está diseñado específicamente para aquellos que quieren:

- Asegurarse de que su forma de pensar sobre la salud está en consonancia con la Biblia
- Abordar un problema de salud concreto desde una perspectiva espíritu-mente-cuerpo
- Simplemente tomar un tiempo para ofrecerse a Dios como un sacrificio vivo y comprometerse a *ser* la persona que él le ha llamado, y *hacer* las cosas que él ha preparado de antemano para su vida.

Los Pasos para una vida saludable y plena es una herramienta que te ayudará a:

1. Cerrar cualquier puerta en tu vida que haya sido abierta al enemigo a través del pecado pasado para que puedas eliminar cualquier influencia que puedas tener.
2. Permitir que el Espíritu Santo te muestre las áreas de tu sistema de creencias que no están en línea con lo que es realmente verdadero según las Escrituras, para que puedas tomar medidas y renovar tu mente. De esta manera, conforme a la Biblia (Romanos 12:2), es como serás transformado.

Este discipulado está diseñado para ser utilizado como un seguimiento de *Los Pasos a la Libertad en* Cristo por el Dr. Neil T. Anderson. Si no has pasado por Los *Pasos a la Libertad en Cristo* recientemente, nuestra sugerencia es que, si puedes, lo hagas primero. Es un proceso más completo que cubre una serie de cuestiones fundamentales.

Si tienes un problema de salud específico

Somos personas completas: espíritu, mente y cuerpo. Cuando consideramos la causa de un problema de salud concreto, debemos tener en cuenta toda la realidad. Este proceso te ayudará a hacerlo.

Si un cristiano tiene una condición causada por un asunto *espiritual* (un punto de apoyo del enemigo), puede tener toda la expectativa de que puede ser completamente resuelto cuando eligen someterse a Dios y resistir al diablo durante este proceso. Si la raíz de la condición es un problema *mental* o una creencia errónea, pueden tener la confianza de que el Espíritu Santo lo revelará durante este proceso. Entonces, pueden trabajar para cambiar esa creencia, para renovar su mente, y pueden esperar ver la transformación, con el tiempo, a medida que ponen su sistema de creencias en línea con la verdad de la Biblia. Si un cristiano tiene una condición causada puramente por un problema *físico, puede estar seguro de* que su cuerpo es sólo una «tienda temporal» y que obtendrá un nuevo cuerpo perfecto en el futuro. También puede estar seguro de que Dios usará las dificultades que enfrenta para profundizar su carácter. Un carácter piadoso es su objetivo principal para nuestras vidas. Por encima de eso, puedes buscar la oración y pedir a Dios un milagro, sabiendo que él es perfectamente capaz de sanar al instante, incluso la enfermedad física más grave. El mismo poder que resucitó a Cristo de entre los muertos está en ti y en mí, y Jesús nos dijo que haríamos obras mayores que las que él hizo.

Te animamos a que no entres en este proceso buscando principalmente la sanidad física (aunque puede llegar). Estar físicamente sano no es un objetivo suficiente en sí mismo. Ven simplemente para asegurarte de que has hecho todo lo que está dentro de tu poder y responsabilidad, luego, encomiéndate a la misericordia y sabiduría de Dios, sabiendo que él te ama mucho y tiene cosas específicas para que hagas. Él te capacitará para realizarlas independientemente de que estés perfectamente sano físicamente o no.

Busca también ayuda médica

A algunos cristianos se les ha enseñado que buscar ayuda médica es de alguna manera «poco espiritual» o demuestra una falta de fe en Dios. No es ninguna de esas cosas, sino que es una acción eminentemente sensata. Los profesionales de la medicina son parte de la provisión de Dios para nuestra salud.

Este proceso no es una alternativa a la consulta médica. Si tienes un problema de salud, no tardes en buscar el consejo de un especialista.

Cómo utilizar los Pasos para una vida saludable y plena

El proceso de los Pasos para una vida saludable y plena está diseñado para ser llevado a cabo en el contexto de una iglesia local, y recomendamos encarecidamente que se utilice en ese entorno. Puede ser utilizado por un grupo en un retiro o en una cita individual, idealmente con un compañero de oración también presente. Recomendamos a las iglesias que se aseguren de que el proceso sea dirigido por personas aprobadas por ellas, y de acuerdo con sus políticas de protección.

Dicho proceso se explica por sí mismo. Repite las oraciones en negrita en voz alta y tómate todo el tiempo que necesites para considerar las áreas que debes tratar.

Si utilizas el vídeo de soporte para guiarte en el proceso, pon en pausa el vídeo cuando veas que aparece el gráfico «Pausa para la oración» y pulsa «Play» cuando estés listo para continuar. El vídeo dura una hora y diez minutos.

Pasar un retiro (o jornada fuera de casa) en grupo

Se recomienda celebrar la jornada fuera de casa en un entorno agradable, fuera de la iglesia si es posible. Se debe procurar el proporcionar almuerzo o asegurarse de que los participantes traigan el suyo. La sala que se utilice debe ser lo suficientemente grande como para que los participantes tengan cierto grado de privacidad. Es conveniente que la gente pueda separarse. Puede ser útil tener música de fondo durante los momentos de oración para que la gente pueda hablar con Dios en voz alta sin sentir que los demás están escuchando. La música instrumental es la que mejor funciona, ya que distrae menos.

Cada participante necesitará un ejemplar de este libro, y un lápiz o bolígrafo. Los integrantes del grupo orarán juntos varias oraciones en voz alta, luego, pasarán un tiempo a solas con Dios. Nadie se sentirá avergonzado ni se le pedirá que comparta nada con el grupo o con otra persona. Se trata únicamente de un encuentro con Dios. Recomendamos encarecidamente que las iglesias dispongan de personas adecuadas para orar o hablar con los participantes si es necesario.

Algunas personas tendrán muy poco que tratar en algunos pasos, mientras que otras pueden tener mucho. Los que no tienen mucho en un paso en particular podrían dedicar tiempo a orar por los que sí lo tienen (para que el Espíritu Santo revele todo lo que necesita ser revelado), y para que los intentos de Satanás de interferir en el proceso sean ineficaces. Si ves que tienes demasiado que tratar en el tiempo disponible, esta no es una oportunidad única y puedes ponerte al día en tu propio tiempo. Lo ideal sería organizar un nuevo proceso con una persona adecuada que te guíe en una cita individual.

A continuación, se sugiere un horario para un día de retiro, (vea la tabla en la página siguiente):

10.00 horas	**Introducción** (Explica el proceso y la logística del día).	**10 minutos**
10.10 horas	**Oraciones de apertura y mi historia**	**30 minutos**
10.40 horas	**Paso 1: Mi visión del mundo**	**15 minutos**
10.55 horas	**Paso 2: Aceptar el plan de Dios para mi vida**	**10 minutos**
11.05 horas	**Paso 3: Raíces espirituales**	**50 minutos**
	Vivir como si nada hubiera cambiado	10 minutos
	Cosechar lo que se siembra	5 minutos
	Pecado personal no resuelto	15 minutos
	Herencia negativa de mi línea familiar	20 minutos
11.55 horas	**Paso 4: Acontecimientos difíciles del pasado**	**20 minutos**
12.15 horas	**Paso 5: El perdón**	**30 minutos**
12.45 horas	**Descanso**	**60 minutos**
13.45 horas	**Paso 6: Elegir estar bien**	**10 minutos**
13.55 horas	**Paso 7: Recuperar la libertad de la compulsión, comportamientos y adicciones**	**20 minutos**
14.15 horas	**Paso 8: El templo del Espíritu Santo**	**15 minutos**
14.30 horas	**Paso 9: Ansiedad y temor**	**60 minutos**
	Humillarnos adoptando el objetivo de Dios para nuestras vidas	20 minutos
	Echando la angustia sobre Jesús	20 minutos
	Temor	20 minutos
15.30 horas	**Paso 10: Afrontar la enfermedad crónica**	**10 minutos**
15.40 horas	**Oración de clausura**	**5 minutos**
15.45 horas	**Llamar a los ancianos**	**30 minutos**
16.15 horas	**Renovación de la mente** (No incluye el tiempo para Demoledor de Bastiones)	**15 minutos**
16.30 horas	**Terminar**	

Al final del proceso

En Santiago 5:13-16, la persona enferma tiene una gran responsabilidad. Tiene que orar, tiene que tomar la iniciativa y tiene que confesar el pecado. Luego, cuando otros oran por ellos, se produce la curación. Por lo tanto, al final de este proceso, hemos incluido una sección titulada «Llamar a los ancianos» (página 175) donde los que han estado orando y confesando pueden pedir a los líderes de su iglesia que los unjan con aceite si tienen un problema de salud específico.

No hemos establecido ninguna instrucción ni hemos dado oraciones específicas para usar, sino que sugerimos que los líderes lleven a cabo un proceso sencillo de ungir a las personas según las tradiciones de su iglesia en particular. No hay necesidad de prolongar este tiempo. Basta con ungir a las personas y dedicar un tiempo a orar por su sanidad.

Si el proceso se ha llevado a cabo como una cita individual o en algún otro contexto en el que no esté presente un anciano, animaríamos a los participantes a solicitar que un anciano de su iglesia se reúna con ellos en otra ocasión específicamente para ungirlos y orar por su sanidad.

Oraciones de apertura

Comienza diciendo la siguiente oración en voz alta.

Señor Dios,

Tú eres el Creador de todas las cosas. Eres el único Dios verdadero. Sólo tú conoces el final desde el principio. No hay nadie como tú.

Hoy vengo humildemente ante ti. Gracias por acogerme libremente en tu presencia.

Afirmo que Jesucristo es mi Señor, y que todo lo que soy y tengo te pertenece. Mi deseo es ser la persona que me llamas a ser, y a hacer las cosas que has preparado de antemano para mi vida.

Has prometido dar sabiduría a los que te la piden. Te pido humildemente que hoy me des sabiduría y me reveles todo lo que quieres que sepa, especialmente sobre mi salud, mi plenitud y mi fruto.

Por favor, muéstrame todas las áreas de mi vida en las que le he permitido al enemigo tener un punto de apoyo, para que pueda apartarme de mi pecado y eliminar cualquier influencia que pueda tener.

Te pido que tu Espíritu Santo me guíe a toda la verdad y me muestre dónde no está alineado mi sistema de creencias con lo que es realmente verdadero según la Biblia, para que pueda renovar mi mente con la verdad.

Te ruego en el nombre de Jesús, que murió por mi plenitud y resucitó para darme la vida en toda su plenitud.

Amén.

Cuestiones de salud específicas

¿Hay problemas de salud específicos que desees llevar ante Dios durante este tiempo? Enuméralos a continuación y luego realiza la oración que sigue:

Señor mi Dios,

Traigo específicamente ante ti (enumera los temas de salud).

Te ruego que durante este tiempo me reveles las causas de fondo, ya sean espirituales, mentales o físicas, y me des la fuerza necesaria para ocuparme de las que están dentro de mi área de responsabilidad.

Mi deseo es la sanidad y humildemente te pido eso. Pero mi mayor deseo, Padre, es ser un discípulo fructífero de Jesús que sea usado poderosamente por ti. Te entrego todo mi ser, incluyendo mi cuerpo físico, en tus manos y elijo confiar en ti con respecto a si soy sanado o no.

Simplemente te pido que mantengas tu camino en mí. En el nombre de Jesús.

Amén.

Mi historia

Al comenzar este tiempo de reflexión en oración, tómate un tiempo para escribir una línea de tiempo de tu vida y dale al Espíritu Santo la oportunidad de resaltar ciertas cosas que Él quiere que trates durante el proceso.

Señor Dios,

Mientras reflexiono sobre mi vida, pido tu sabiduría. Por favor, guía mis pensamientos; te pido empieza en ayudarme a entender algunas de las cosas que quieres que aborde hoy. En el nombre de Jesús.

Amén.

Retrocede hasta donde puedas recordar y utiliza la siguiente página para anotar los acontecimientos clave de tu vida, tanto positivos como negativos.

Si tienes problemas de salud concretos, ¿cuál es la historia de la enfermedad o de los síntomas que experimentas? ¿Hubo algo más que sucedió en el momento en que comenzó la enfermedad: quizás un duelo, un trauma, una situación estresante una pérdida? Piensa en las personas que influyeron positiva y negativamente en tu vida en ese momento.

Acontecimientos clave de la vida con fechas aproximadas

Incluye, por ejemplo, acontecimientos como el matrimonio, el nacimiento de los hijos y el divorcio, así como cualquier acontecimiento traumático.

Problemas de salud con fechas aproximadas de inicio

Enumera los problemas de salud principales o crónicos. ¿Coinciden con los acontecimientos clave de tu vida ocurridos anteriormente?

Patrones de enfermedad en tu familia

Ten en cuenta a tus padres, abuelos y otros antepasados hasta donde sabes y haz una lista de todas las enfermedades que sabes que han surgido en tu familia.

Antes de seguir adelante, subraya cualquier área que sientas que necesitas llevar ante Dios durante este proceso. Muchas de ellas surgirán de forma natural según abordas cada paso, pero valdrá la pena volver a revisarlas antes de terminar para asegurarte de que has cubierto todo lo necesario.

Paso 1: Mi visión del mundo

Todos hemos aprendido a ver la realidad de una manera particular, influenciados por nuestra cultura, nuestra educación, nuestro entorno familiar, nuestros amigos, los medios de comunicación que consumimos y muchos otros factores. Sin embargo, ninguno de nosotros ha aprendido a ver la realidad tal y como es, por lo que Dios nos da esta instrucción:

> «No se amolden al mundo actual, sino sean transformados mediante la renovación de su mente. Así podrán comprobar cuál es la voluntad de Dios, buena, agradable y perfecta». (Romanos 12:2)

La forma en que vemos el mundo depende en gran medida de cuándo y dónde hemos nacido y crecido. En este Paso, pediremos al Espíritu Santo que nos ayude a tomar conciencia de las creencias defectuosas que absorbimos mientras crecíamos, para poder tomar medidas que nos permitan renovar nuestras mentes.

Señor Dios,

Reconozco que he seguido los caminos de este mundo y he desarrollado un conjunto de creencias fundamentales que no están alineados con lo que me dices en la Biblia, que es realmente cierto.

He tenido estas creencias durante tanto tiempo, y están tan profundamente arraigadas, que me resulta difícil reconocerlas. Te ruego que me reveles todas mis creencias erróneas, para que pueda renovar mi mente y vivir de acuerdo con lo que es realmente cierto.

Reconozco que mi visión defectuosa del mundo ha influido en la forma en que he aprendido a ver la enfermedad y la sanidad. Por favor, ayúdame a ver dónde he creído cosas que no son ciertas.

Ruego en el nombre de Jesús que es la Verdad.

Amén.

Hay muchas visiones del mundo diferentes: cada religión o filosofía es una visión del mundo; cada cultura se basa en una cosmovisión particular; cada nueva generación tiende a tener una visión del mismo diferente a la de las generaciones anteriores. Nuestra visión del mundo nos influye mucho más de lo que pensamos y no siempre creemos lo que *decimos* o *pensamos lo que* creemos. Por ejemplo, puedes decir y pensar que crees en el poder de la oración, sin embargo, si en realidad no oras de forma significativa en el día a día, eso demuestra que no crees realmente en ella. Esto puede poner de manifiesto que la visión occidental del mundo ha influido en ti más de lo que crees. Es lo que hacemos, no lo que decimos, lo que muestra lo que realmente creemos.

Nuestra visión del mundo tiene un gran efecto en la forma en que intentamos afrontar los problemas de salud. Piensa en tu forma típica de actuar cuando te enfrentas a una enfermedad en ti mismo o en otra persona. ¿Recurres a la ayuda espiritual, a la ayuda física, a la ayuda de la terapia alternativa o a Dios? ¿En qué se basan tus elecciones? ¿En lo que hizo tu familia? ¿En lo que hace la gente de tu país o cultura? ¿En lo que te dicen los medios de comunicación? ¿En datos científicos? Considera si las elecciones que haces están de acuerdo con la forma en que Dios dice que el mundo funciona realmente.

A continuación, se enumeran las características de tres cosmovisiones que prevalecen hoy en día, particularmente aquellas que pueden afectar nuestra actitud hacia la salud. Dedica tiempo a permitir que el Espíritu Santo te muestre cómo has sido influenciado por cosmovisiones defectuosas y marca cualquier actitud que reconozcas en ti mismo (de cualquiera de las cosmovisiones enumeradas).

La visión animista del mundo

La cosmovisión animista considera que el mundo está controlado por una especie de poder universal que lo atraviesa todo (animales, plantas y minerales), y por espíritus o dioses de muchos tipos. Se encuentra en todo el mundo, pero sobre todo en África y Asia, y sus elementos se encuentran en muchas religiones no cristianas. Las actitudes típicas de la visión animista del mundo incluyen:

❑ Estar excesivamente preocupados porque otros puedan haber echado una maldición sobre nosotros, en nuestra familia, finanzas o en la salud
❑ Sentir que no tenemos control o autoridad sobre los poderes espirituales y que necesitamos llamar a un experto o a un «ungido» para que los resuelva por nosotros
❑ Negarnos a consultar o escuchar los consejos de los médicos en favor de buscar un remedio «espiritual»
❑ Pensar que la sabiduría médica es irrelevante y que todas las enfermedades son causadas por cuestiones espirituales
❑ Pensar que Dios causó nuestra enfermedad como castigo
❑ Buscar la salud física y la riqueza por encima de todo.

La visión occidental o «moderna» del mundo

Es probable que hayas sido influenciado en cierta medida por la visión occidental o «moderna» del mundo si te has criado o vives en Occidente o has recibido una educación occidental. Cuanto mayor seas, más significativa será esta visión en tu pensamiento. Se caracteriza por el llamado pensamiento «racional» y la confianza en lo que se puede ver, tocar y comprobar.

Las actitudes típicas de la visión occidental o «moderna» del mundo incluyen:

❏ Encontrar difícil creer que los seres espirituales que describe la Biblia, como los ángeles y los demonios, sean reales, o vivir como si el mundo espiritual no fuera relevante en la vida diaria

❏ Hablar de labios para afuera sobre el poder de la oración, pero vivir en la práctica como si fueran nuestros propios esfuerzos los que cuentan

❏ Decir que creemos en la Biblia, pero en la práctica considerar que nuestra formación médica o científica es superior cuando ambas parecen entrar en conflicto

❏ Creer que lo que dicen los profesionales médicos es más importante que lo que dice Dios

❏ Pensar que la medicación o alguna otra intervención física es siempre la respuesta a la enfermedad física y, por tanto, no estar dispuestos a considerar que puede haber raíces más profundas

❏ No estar dispuestos a abordar posibles problemas espirituales en nuestra vida de manera significativa.

La visión «posmoderna» del mundo

Es probable que la visión «posmoderna» del mundo te haya influido en cierta medida si te has criado o vives en Occidente o has recibido una educación «occidental». Cuanto más joven seas, más significativa será esta visión en tu pensamiento. Se caracteriza por la sensación de que no existe una verdad absoluta.

Creencias típicas de la cosmovisión posmoderna:

- ❑ Creer que hay muchas verdades diferentes, todas ellas igualmente válidas
- ❑ Pensar que no hay consecuencias reales para las personas que deciden no aceptar el don gratuito de la vida eterna de Jesús
- ❑ Tener una tendencia a enfatizar el amor y el perdón de Dios, pero restarles importancia a sus otras características, como la santidad y la justicia
- ❑ Perseguir la salud física y la «felicidad» más que perseguir a Dios y sus caminos
- ❑ Recurrir a religiones no cristianas o a curanderos que intentan acceder a una fuente de curación espiritual distinta de Jesús (por ejemplo, reiki, hipnosis, cristales, yoga, espiritismo, etc.)

Otras visiones del mundo

Enumera otras visiones del mundo, como religiones y filosofías no cristianas, en las que hayas creído, junto con las mentiras específicas o actitudes erróneas que hayas recogido de ellas:

Utiliza la siguiente oración para empezar a alejarte de las formas de pensar erróneas que has señalado:

Padre Dios,

Gracias porque has revelado en la Biblia lo que es verdad y que conocer la verdad es lo que me hace libre.

Elijo ahora desechar las formas defectuosas en las que aprendí a ver el mundo. Me alejo específicamente de las mentiras que he creído en estas áreas: _____ (enumera los puntos que has marcado).

A partir de ahora, elijo creer la verdad de que la Biblia es tu mensaje para las personas que creaste, decido hacerla el fundamento de mi vida y renovar mi mente con la verdad que contiene.

En el nombre de Jesús.

Amén.

Paso 2: Aceptar el plan de Dios para mi vida

Tómate un tiempo para leer despacio estos versículos, y considerarlos antes de pasar a la oración:

> «Tus ojos vieron mi cuerpo en gestación: todo estaba ya escrito en tu libro; todos mis días se estaban diseñando, aunque no existía uno solo de ellos». (Salmo 139:16)

> «Porque somos hechura de Dios, creados en Cristo Jesús para buenas obras, las cuales Dios dispuso de antemano a fin de que las pongamos en práctica». (Efesios 2:10)

Padre,

Gracias porque no soy un accidente y porque tú has trazado los días de mi vida incluso, antes de que naciera. Gracias porque tienes un propósito para mi vida, y cosas específicas para mí que has preparado de antemano. Por favor, muéstrame ahora en qué aspectos de mi existencia no he vivido de acuerdo con este hecho asombroso.

Amén.

Considera las siguientes acciones y actitudes, luego, marca las que reconozcas en ti mismo:

- ❑ No creer que Dios tiene un propósito específico para mi vida en la tierra, o que ha preparado obras de antemano específicamente para que yo las haga
- ❑ Hacer lo que quiero en lugar de abrazar los planes que Dios tiene para mí
- ❑ Confiar en mi propio entendimiento en lugar de confiar en Dios con todo mi corazón (Proverbios 3:5)
- ❑ No creer que Dios proveerá todo lo que necesito mientras hago las cosas a las cuales él me ha llamado (ver Filipenses 4:19)
- ❑ Creer que Dios me ha dado la espalda por un pecado pasado, un problema de salud o alguna otra razón.

Padre Dios,

Confieso que he sido culpable de _____ (nombra los puntos que has marcado). Gracias por tu perdón. Elijo desde este momento buscar tu reino y tu justicia por encima de todo (Mateo 6:33), acepto con alegría y abrazo los planes que tienes para mí, que son para prosperar y no para perjudicarme. (Jeremías 29:11) Amén.

Paso 3: Raíces espirituales

Nuestros espíritus están ahora vivos y conectados con Dios. ¡Han sido gloriosamente y maravillosamente restaurados al 100% a cómo debían ser! En este paso vamos a cubrir cuatro áreas que podrían estar impidiendo que veamos los beneficios de esta maravillosa conexión espiritual con nuestro Padre Celestial en nuestra vida diaria.

1.Vivir como si nada hubiera cambiado

En el momento en que nos volvimos a Jesús, nos convertimos en personas completamente nuevas (2 Corintios 5:17). Dios se deleita en ti y te ama; eso es únicamente por su gracia, no por nada que hayas hecho.

Si sigues a Jesús, tu identidad no se basa en tu pasado, sino en el de Jesús.

Sin embargo, aunque ahora hemos nacido en su familia y somos hijos e hijas del mismísimo Rey de Reyes «¡príncipes y princesas!», es muy fácil conservar la mentalidad de huérfano, pensar que nada ha cambiado realmente.

Ya no hay huérfanos

Declara con confianza en voz alta las siguientes verdades de la Biblia:

Padre Dios, gracias porque no me dejaste huérfano. Gracias porque ahora puedo clamar a Ti, «Abba, Padre».

Me niego a creer la mentira que dice que soy huérfano.

Elijo creer la verdad que he nacido en tu familia, y ahora soy tu hijo muy amado.

Me niego a creer la mentira que dice que para que tú me ames, tengo que hacer cosas para complacerte.

Elijo creer la verdad que me amas tal como soy porque tú eres amor.

Elijo creer en la verdad que siempre me prestas toda tu atención.

Me niego a creer la mentira que dice que tengo que esforzarme para obtener tu atención.

Me niego a creer la mentira que dice que me rechazarás si no actúo bien.

Elijo creer en la verdad que tú me aceptas completamente incluso cuando fracaso.

Me niego a creer la mentira que dice que tengo que mantenerme a mí mismo.

Elijo creer la verdad que tú prometes darme todo lo que necesito.

Me niego a creer la mentira que dice que sólo puedo confiar en mí mismo.

Elijo creer la verdad que tú prometes ayudarme y puedo confiar plenamente en ti.

Me niego a creer la mentira que dice que nadie me conoce ni se preocupa por mí.

Elijo creer la verdad que tú me conocías antes de la creación del mundo y que Jesús habría muerto sólo por mí si yo hubiera sido la única persona que lo necesitara.

Me niego a creer la mentira que dice que tengo que compararme con los demás.

Elijo creer la verdad que soy único y que tú me valoras y me amas por lo que soy.

Me niego a hablar mal de mí mismo.

Elijo hablar de mí mismo de la misma manera que tú hablas de mí.

Me niego a creer la mentira que dice que merezco un castigo o una enfermedad.

Elijo creer la verdad que Jesús tomó todo el castigo que yo merecía.

Declaro que quiero estar pleno, en bienestar, y ser fructífero; y por tu gracia, eso es lo que seré.

Amén.

Haz una pausa para reflexionar sobre lo que acabas de leer. ¿Cuáles son las tres principales mentiras de la lista que has sido propenso a creer? Enuméralas a continuación:

1. _____

_____

2. _____

_____

3. _____

_____

2. Cosechar lo que se siembra

«No se engañen: de Dios nadie se burla. Cada uno cosecha lo que siembra». (Gálatas 6:7)

Nuestras elecciones y acciones tienen consecuencias. Dios nos ama y nos dice lo que es bueno y lo que es malo para nosotros. Si elegimos hacer lo que es malo para nosotros, enfrentaremos las consecuencias.

Haz la siguiente oración para responsabilizarte de tus acciones y elecciones:

Padre Dios,

Reconozco que, en la forma en que tú has elegido establecer el mundo, mis elecciones y acciones tienen consecuencias. Confieso que he creído la mentira que dice que mis elecciones y acciones no tienen consecuencias y he vivido con base en ella.

Por favor, muéstrame ahora las áreas de mi vida en las que no he asumido la responsabilidad de mis acciones. En el nombre de Jesús.

Amén.

Marca las formas en que no has asumido la responsabilidad de tus elecciones y acciones:

- ❏ Negarse a obedecer directrices claras de la Biblia
- ❏ Mi actitud ante el dinero
- ❏ Mi actitud hacia el sexo
- ❏ No estar preparado para admitir que estaba equivocado
- ❏ No estar dispuesto a aceptar los consejos de los demás
- ❏ Ser indisciplinado al comer, beber o hacer ejercicio y asumir que no habrá consecuencias negativas para la salud.
- ❏ Otros: _____

Asume la responsabilidad de ti mismo y de tu vida realizando la siguiente oración:

Padre Dios,

Te agradezco que me hayas dado el libre albedrío, la capacidad de tomar decisiones genuinas. Confieso que a menudo he utilizado esta libertad para tomar malas decisiones, especialmente en estas áreas: _____(nombra los puntos que has marcado).

Gracias por tu perdón. Ahora elijo alejarme de estos pecados.

Gracias porque ya me has dado todo lo que necesito para vivir una vida íntegra (2 Pedro 1:3). A partir de ahora elijo asumir la responsabilidad de mis elecciones y acciones, reconociendo que tienen consecuencias reales en mi vida y en la de otras personas. En el nombre de Jesús.

Amén.

3. Pecado personal no resuelto

En la Biblia está claro que a veces el pecado conduce directamente a la enfermedad: Egipto sufrió plagas mortales cuando el Faraón desobedeció a Dios (Éxodo 7:14;11:10); el orgullo del rey Uzías lo llevó a la desobediencia y la consecuencia fue la lepra (2 Crónicas 26:16-20); Elimas el hechicero fue dejado ciego cuando se opuso descaradamente a Dios (Hechos 13:6-12); la enfermedad en la iglesia de Corinto vino de «comer y beber condena sobre sí mismos» porque estaban manejando mal el pan y el vino (1 Corintios 11:29-30); la iglesia de Tiatira es advertida de que la enfermedad vendrá a menos que se arrepientan de la inmoralidad sexual (Apocalipsis 2:22-23).

Pídele a Dios que te muestre dónde hay asuntos de pecado no resueltos en tu vida, ya sea que te hayan llevado a la enfermedad o no, para que puedas lidiar con ellos hoy:

> *Padre,*
>
> *Por favor, muéstrame ahora todas las áreas de mi vida en las que he pecado contra ti, y he dado terreno al enemigo en mi vida, para que pueda apartarme de ese pecado y resistir al enemigo. En el nombre de Jesús. Amén.*

Enumera los pecados que reconoces haber cometido:

- ❑ Orgullo
- ❑ Rebelión (contra, por ejemplo, las autoridades civiles, los padres, los profesores, los líderes de la iglesia)
- ❑ Relaciones sexuales fuera del matrimonio
- ❑ Tratar de satisfacer mis necesidades al margen de Dios
- ❑ Ira
- ❑ Amargura y falta de perdón
- ❑ Otros: _____.

Si tienes un problema de salud, tómate un momento para pensar en el momento en que empezó. ¿Podría haber alguna relación con el pecado?

> *Señor Dios,*
>
> *Confieso que he pecado por* _____ (enumera tus pecados). *Reconozco que esto pudo haber resultado en una enfermedad en mi cuerpo o mente. Gracias por tu perdón. Te pido humildemente que sanes cualquier enfermedad en mi cuerpo y/o mente que haya surgido como resultado de mi pecado.*
>
> *En el nombre de Jesús. Amén.*

Si has enumerado el pecado sexual, es importante tener en cuenta la enseñanza de Pablo de que, si un hijo de Dios cuyo espíritu está unido al Espíritu de Dios también se une a una prostituta, se convierten en «una sola carne» (1 Corintios 6:15-17) Esto no es sólo una unión física, se vuelven espiritualmente unidos.

Tómate un momento para escribir los nombres de todas las personas con las que has tenido relaciones sexuales fuera del matrimonio y haz la siguiente oración por cada una de ellas:

Padre Dios,

Confieso haber tenido relaciones sexuales con _____ . *Te pido que rompas ese vínculo pecaminoso ahora mismo. Amén.*

Lo maravilloso es que, no importa cuántas experiencias sexuales pasadas hayas tenido o cuáles hayan sido, no cambian tu nueva identidad como santo. Estás completamente perdonado. ¡Estás limpio y puro en Cristo!

4. Herencia negativa de mi línea familiar

Todos tenemos una herencia familiar negativa de nuestros padres, abuelos y otros antepasados. No somos culpables del pecado de nuestros padres, pero como todos los padres pecan, hay consecuencias de su pecado que nos afectarán. Este concepto de transmisión de los pecados de una generación a otra es un fenómeno social bien comprobado: por ejemplo, los maltratadores a menudo han sido ellos mismos maltratados.

El debate, por supuesto, en el mundo es si esto proviene del entorno en el que creciste o si es de alguna manera una vulnerabilidad a un determinado pecado que está "programado" en tus genes. Ambas cosas influyen en nosotros, pero, incluso si tienes una vulnerabilidad genética a un determinado pecado, no es en absoluto inevitable que lo cometas, porque la elección personal puede anular la influencia de los genes.

Pero está claro que esto ocurre también a nivel espiritual. Hay varios pasajes en la Biblia que lo indican. Tal vez el más significativo se encuentra en los Diez Mandamientos, donde Dios dijo esto:

> «No te hagas ningún ídolo, ni nada que guarde semejanza con lo que hay arriba en el cielo, ni con lo que hay abajo en la tierra, ni con lo que hay en las aguas debajo de la tierra. No te inclines delante de ellos ni los adores. Yo, el Señor tu Dios, soy un Dios celoso. Cuando los padres son malvados y me odian, yo castigo a sus hijos hasta la tercera y cuarta generación. Por el

contrario, cuando me aman y cumplen mis mandamientos, les muestro mi amor por mil generaciones». (Éxodo 20:4-6)

Las iniquidades de una generación pueden afectar negativamente a las generaciones futuras a menos que se confiesen y renuncien a esos pecados de los antepasados.

Puede tratarse de una herencia *física* transmitida por nuestros genes, haciéndonos un poco más vulnerables a un determinado pecado.

Puede ser una herencia *mental* en términos de costumbres, prácticas y formas de pensar que hemos recogido de nuestro entorno. Por ejemplo, si tus padres dejaban pornografía en casa, es probable que luches más con ese problema que alguien que no tuvo ese tipo de exposición. Si han modelado actitudes negativas, como la falta de voluntad para asumir responsabilidades o un estilo de vida poco saludable, es posible que tú también hayas adoptado esas actitudes sin ser consciente de esto.

Puede ser una herencia espiritual en el sentido de que su pecado puede abrir la puerta para que el enemigo influya, no sólo en sus vidas sino en las de sus descendientes.

El pecado sexual y la participación en las sociedades ocultas o secretas como la masonería en una generación, parece afectar especialmente a las siguientes.

No necesitamos averiguar si un problema concreto es genético, mental o espiritual para renunciar a él y apartarnos de él. Pídele a Dios que te muestre todas las cosas negativas específicas que has heredado de tus antepasados para que puedas enfrentarte a ellas y guardar tu mente:

> *Padre Dios,*
> *Gracias por la herencia positiva que tengo de mis padres, abuelos y otros antepasados.*
> *Sin embargo, reconozco que yo también he heredado cosas negativas de ellos, y hoy decido posicionarme en contra de ellas, para que, en la medida de mis posibilidades, pueda ponerles fin.*
> *Por favor, revela ahora las influencias negativas que han llegado a mí a través de mi línea familiar. En el nombre de Jesús.*
> *Amén.*

Pecados y actitudes erróneas de los antepasados

- ❑ Ira
- ❑ Miedo
- ❑ Ansiedad
- ❑ Pensamiento depresivo
- ❑ Baja autoestima
- ❑ Odio a sí mismo
- ❑ Amargura y falta de perdón
- ❑ División
- ❑ Desesperanza
- ❑ Adquirir la identidad de la enfermedad
- ❑ Perfeccionismo
- ❑ Mentira
- ❑ La intolerancia
- ❑ Orgullo

- ❑ Prevención, ante todo; actitud defensiva
- ❑ Prácticas ocultas (incluida la masonería)
- ❑ Falsas religiones
- ❑ Prácticas religiosas legalistas
- ❑ Pecado sexual
- ❑ Violencia
- ❑ Controlar o manipular a otras personas
- ❑ Chismes
- ❑ Adicciones
- ❑ Otros pecados y actitudes erróneas: _____

Enfermedades de los antepasados

Enumera las enfermedades, dolencias, trastornos físicos y mentales que crees que se han transmitido por tu línea familiar:

_____

_____

Ahora haz esta declaración:

> *Rechazo y repudio todos los pecados y actitudes erróneas cometidas por mis antepasados, incluyendo* _____ *(enumera los pecados y actitudes erróneas que has marcado). Recupero cualquier terreno que le hayan cedido al enemigo en mi línea familiar.*
>
> *Rechazo y reniego de todas las enfermedades, dolencias y trastornos físicos y mentales que me han sido transmitidos por mis antepasados, incluyendo (enumera las enfermedades que se repiten a lo largo de las generaciones).*
>
> *Ordeno a todo enemigo del Señor Jesucristo que me deje a mí y a mi familia.*
>
> *En el nombre de Jesús. Amén.*

Vuelve a mirar la lista de Pecados y Actitudes Erróneas de los Antepasados. Marca con un círculo cualquiera de las actitudes o pecados que reconozcas que eres vulnerable a repetir. Ahora que la raíz espiritual ha sido tratada, puedes elegir renovar tu mente usando el Demoledor de Bastiones para alinear tu sistema de creencias con la Palabra de Dios.

Paso 4: Acontecimientos difíciles del pasado

Todos hemos sufrido acontecimientos traumáticos o difíciles en el pasado en un grado u otro. A menudo pueden seguir ejerciendo una influencia negativa en nuestra forma de pensar muchos años después, a menos que decidamos ponerle fin. Es crucial que entendamos que los acontecimientos traumáticos del pasado no son en sí mismos el problema, sino que son las mentiras que nos hicieron creer las que se quedan con nosotros. Para liberarnos, tenemos que reconocer esas mentiras y elegir alinear nuestro sistema de creencias con lo que es realmente cierto.

Señor Dios,

Declaro con alegría la verdad de que nada de lo que me ocurrió en el pasado cambia nada de mi nueva identidad en Jesús. Sin importar lo que hice o lo que otros me hicieron, soy un santo. Estoy limpio. Tú te deleitas en mí.

Por favor trae a mi mente ahora los eventos difíciles de mi pasado con los que quieres que trate hoy, y por favor, ayúdame a entender las creencias erróneas que he tomado de esos eventos para que pueda tomar pasos para renovar mi mente y ser transformado.

En el nombre de Jesús.

Amén.

Primero, simplemente escribe los eventos difíciles de tu pasado que el Señor trae a tu mente:

Cuando estés seguro de haberlos enumerado todos, empieza a considerar cómo te hicieron sentir esos acontecimientos y escribe esos sentimientos (por ejemplo, sucio, culpable, avergonzado, inútil, rechazado, desesperado, inferior).

¿Todavía tiendes a sentirte así? Pon un círculo alrededor de las creencias que pretendes cambiar renovando tu mente.

Encuentra una verdad de la Palabra de Dios para cada una de las que has marcado con un círculo, y luego haz la siguiente declaración para cada creencia defectuosa con la que te des cuenta que aún te está afectando:

Señor Dios,
Reconozco que las experiencias negativas me han llevado a creer la mentira de que _____
Elijo no creer más en esa mentira, sino creer en la verdad de la Biblia que dice _____.
Amén.

Hacer esta declaración es un comienzo importante, pero sólo es un comienzo. Lleva tiempo y esfuerzo cambiar la forma en que has aprendido a pensar, pero imagina lo diferente que podría ser tu vida si no tuvieras que seguir viviendo con esas creencias erróneas nunca más. Deja que eso te impulse a utilizar el Demoledor de Bastiones para derribarlas (véase la página 53).

Paso 5: El perdón

Se nos dice: «Así como el Señor los perdonó, perdonen también ustedes» (Colosenses 3:13). Dios te manda a perdonar porque te ama (ver 2 Corintios 2:10-11). La falta de perdón le da al enemigo un punto de apoyo en tu vida, una raíz espiritual que podría ser una puerta a la enfermedad, también afecta tu pensamiento negativamente, otra posible raíz de síntomas físicos.

La razón por la que nos resulta tan difícil perdonar a alguien que nos ha hecho daño es porque queremos que se haga justicia. Es comprensible que queramos que paguen por lo que han hecho. Tal vez tengamos la impresión de que, al ordenarnos que perdonemos, Dios nos pide que barramos bajo la alfombra lo que nos han hecho, que digamos que en efecto no ha importado. Pero, por supuesto, sí importó e importó mucho.

Lo que Dios nos dice en realidad es todo lo contrario a lo que solemos pensar. Lee atentamente el siguiente versículo:

> «No tomen venganza, hermanos míos, sino dejen el castigo en las manos de Dios, porque está escrito: "Mía es la venganza; yo pagaré", dice el Señor». (Romanos 12:19)

Cuando perdonas, aunque dejas que la persona se libere de tu mano, no dejas que se libere de la mano de Dios. Estás dando un paso de fe para confiar en que Dios es el juez justo que hará todo lo correcto exigiendo el pago completo de todo lo que se ha hecho contra ti. Nada será barrido bajo la alfombra.

Todo aquel que haya pecado contra ti tendrá que presentarse ante Dios y explicarlo: si la persona sigue a Jesús bien será pagado por su sangre Preciosa, por el contrario, tendrá que enfrentar el juicio de Dios si no lo hace.

Así que puedes tomar la decisión de entregar todo ese dolor y esas demandas de justicia a Dios, con la seguridad de que se hará su justicia. Mientras tanto, puedes caminar libre de ello.

¿Cómo perdonamos? Jesús dice que debemos perdonar «...de corazón...» (Mateo 18:35). Eso significa ser emocionalmente honestos sobre lo que nos han hecho y lo mucho que nos ha dolido. Tenemos que afrontar el dolor y el odio que sentimos. Tenemos que ser sinceros con Dios.

Esto no es fácil, pero es esencial. Seguiremos sufriendo tormentos espirituales, emociones negativas y posiblemente enfermedades físicas hasta que perdonemos. No podremos seguir adelante con el pasado hasta que perdonemos. No podremos hacer lo que Dios ha preparado para nosotros hasta que perdonemos. No seremos discípulos fructíferos hasta que perdonemos.

Lo haces para *resolver* este problema y deshacerte del dolor que llevas contigo.

Pide a Dios que te muestre a quién tienes que perdonar:

Padre Dios,

Gracias porque me mandas a perdonar, sé que lo haces porque me amas y quieres que sea un discípulo fructífero, sin que nada me impida hacer las cosas que has preparado para mí.

Te pido que me muestres ahora a todas las personas a las que necesito perdonar.

En el nombre de Jesús.

Amén.

Tómate mucho tiempo para dejar que el Espíritu Santo te muestre a quién tienes que perdonar. Repasa tu vida desde tus primeros recuerdos y escribe los nombres que te vengan a la mente. Piensa, por ejemplo, en los miembros de tu familia, las personas de la escuela, los amigos, los líderes de la iglesia y profesionales médicos

Antes de seguir adelante, considera si debes añadir otros dos nombres a tu lista: Dios y ti mismo.

Perdonar a Dios

Dios es perfecto y no ha hecho nada malo. Sin embargo, el perdón tiene que ver principalmente con lo que *sentimos* y no con lo que es objetivamente cierto. ¿Has sentido que Dios te ha defraudado o que no ha estado ahí para ti? ¿Consideras que Dios es responsable de una enfermedad en particular o de no curar un problema de salud concreto?

Perdónate a ti mismo

Dios ya te ha perdonado por completo, pero ¿necesitas ponerte al día y perdonarte a ti mismo por las malas decisiones que tomaste y las cosas incorrectas que hiciste? Esto puede ser particularmente relevante si estás luchando con algunas de las consecuencias de esas acciones.

Puede que sientas que no puedes perdonar. Reconoce que, si Dios te manda perdonar, entonces por definición *puedes* hacerlo. Es simplemente una elección que haces. No esperes a tener ganas de perdonar porque ese día nunca llegará. Simplemente toma la decisión de hacerlo por tu propio bien. Por cada persona de tu lista, ora lo siguiente:

> *Padre Dios,*
>
> *Elijo perdonar a*_____ (nombre) *por* _____
> (lo que hicieron o dejaron de hacer) *lo que me hizo sentir* _____
> _____(dile a Dios cómo te hizo sentir lo que hicieron).

Jesús nos dice «... Amen a sus enemigos y oren por quienes los persiguen,» (Mateo 5:44). Ponlo en práctica ahora haciendo la siguiente oración por aquellos de tu lista que aún están vivos:

> *Padre,*
>
> *En el nombre de Jesús, bendigo a* _____ *(enumera a todos los que has perdonado). Ruego por aquellos que aún no te conocen, para que se vuelvan a ti y sean salvos. Ruego por aquellos que te conocen, para que les des ministerios fructíferos.*
>
> *Amén.*

Paso 6: Elegir estar bien

En una ocasión, Jesús se encontró con un inválido que llevaba 38 años. Antes de curarlo, le hizo una pregunta importante: «... ¿Quieres quedar sano?» (Juan 5:6).

Estar enfermo puede convertirse en parte de nuestra identidad. Puede aportarnos apoyo, amor, cuidados, incluso dinero, a los que quizá no estemos dispuestos a renunciar. La idea de mejorar puede ser bastante aterradora.

Es importante ser honestos sobre lo que ganamos con nuestra enfermedad y tomar la decisión definitiva de querer estar bien.

Padre Dios,

Gracias porque quieres que esté completo. Gracias porque nada está oculto para ti. Tú conoces todos mis pensamientos, palabras y acciones, sin embargo, me amas siempre.

Por favor, muéstrame ahora cualquier forma en la que he permitido que la enfermedad se convierta en parte de mi identidad y cualquier otra forma en la que pueda estar aferrándome a ella. En el nombre de Jesús.

Amén.

Razones por las que no quiero estar bien:

- ❏ Sentir que esa enfermedad me da una identidad especial.
- ❏ Creer que merezco la enfermedad o el castigo.
- ❏ No querer renunciar a la atención de los demás que la enfermedad conlleva.
- ❏ No querer renunciar a los beneficios económicos que aporta la enfermedad.
- ❏ Temor (a _____).
- ❏ No estar dispuesto a afrontar el cambio.
- ❏ Otros: _____

Haz la siguiente oración:

Padre Dios,

Confieso que no he querido estar bien por _____.

Gracias por tu perdón. Elijo confiar en ti para que proveas todas mis necesidades incluyendo seguridad, protección, valor, identidad, propósito, atención, paz, fuerza y finanzas.

Declaro ahora que sí quiero tener plenitud y estar bien en espíritu, mente, emociones y cuerpo.

Me encomiendo a tu sabiduría y gracia.

En el nombre de Jesús que murió para que yo tuviera una vida plena.

Amén.

También debemos prestar atención a cómo hablamos de los temas de salud. ¿Hablas de «mi enfermedad»? ¿Alguna vez has pensado o dicho cosas negativas sobre ti mismo debido a un problema de salud? Si es así, haz esta oración:

Señor Dios,

Confieso que he hablado negativamente de mí mismo por cuestiones de salud. Confieso que me he apropiado falsamente de la enfermedad al considerarla como «mi» enfermedad. Decido no hacerlo más.

Te doy toda la discapacidad, la enfermedad, el dolor y el tormento que me afecta y declaro la verdad que esas cosas no definen quién soy. Declaro la verdad que soy un hijo santo del Dios vivo, y elijo hablar de mí mismo de la misma manera que tú hablas de mí, usando palabras que traen vida.

En el nombre de Jesús.

Amén.

Paso 7: Recuperar la libertad de los comportamientos compulsivos y las adicciones

En 1 Corintios 6:12, algunos corintios citan un dicho: «Tengo derecho a hacer cualquier cosa» Pablo no los contradice. Simplemente dice: «"Todo me está permitido", pero no todo es para mi bien. "Todo me está permitido", pero no dejaré que nada me domine».

En otras palabras, incluso los cristianos que han sido liberados por Jesús pueden permitir que las cosas los dominen y pueden volver a ser esclavos del pecado. Incluso las cosas buenas y sanas pueden dominarnos, si cruzamos una línea y empezamos a usarlas para llenar el lugar en nuestras vidas que está destinado a ser llenado por Dios.

Además de dar al enemigo un punto de apoyo en nuestras vidas, los comportamientos compulsivos pueden conducir a problemas de salud física y mental.

> «Cristo nos libertó para que vivamos en libertad. Por lo tanto, manténganse firmes y no se sometan nuevamente al yugo de esclavitud.» (Gálatas 5:1).

El primer paso para liberarse de la adicción es ser lo suficientemente honesto como para reconocer que se tiene un problema en un área particular.

Haz la siguiente oración:

Padre Dios,

Gracias por la libertad que Jesús me dio y porque ya no tengo que ser esclavo del pecado.

Sin embargo, confieso que he tomado decisiones equivocadas y he permitido que el pecado me domine. Por favor, muéstrame ahora todas las áreas en las que no estoy caminando en completa libertad, para que pueda tomar esa libertad que me has dado y mantenerme firme. En el nombre de Jesús.

Amén.

Marca los elementos de la lista que reconozcas que han sido un problema para ti:

- ☐ Comer de más / comer regularmente alimentos poco saludables
- ☐ Autolesiones
- ☐ Abuso de sustancias (incluyendo medicamentos recetados, drogas callejeras, alcohol, nicotina, laxantes, cafeína)
- ☐ Morirse de hambre / anorexia
- ☐ Correr por adrenalina / no descansar lo suficiente
- ☐ Juegos de azar
- ☐ Pornografía / ver programas de televisión o películas con contenido sexual
- ☐ Sexo / masturbación
- ☐ Dispositivos electrónicos / medios sociales / juegos en línea
- ☐ Otros: _____

Padre,

Confieso que me he engañado a mí mismo al pensar que puedo permitirme el pecado sin ser dominado por él. He permitido que el pecado me domine en estas áreas de mi vida: _____

Me alejo de estos pecados y recupero el terreno que le he cedido al enemigo.

Gracias porque me has dado libre albedrío y puedo elegir el decir sí o no a cualquier cosa. Gracias porque puedo llevar cautivos los pensamientos tentadores y traerlos a ti.

Gracias porque no estoy definido por las adicciones del pasado. Soy un hijo de Dios santo, amado y perdonado a pesar de mis pecados pasados. Ya no soy un esclavo del pecado. En el nombre de Jesús.

Amén.

Tómate un momento para tratar de descifrar las mentiras que has creído y que te han llevado a las adicciones (por ejemplo, que puedo beber todo el alcohol que quiera sin ninguna consecuencia; que la comida me traerá un consuelo duradero). El cambio duradero vendrá cuando elijas renovar tu mente a la verdad de la Palabra de Dios.

Considera si sería útil rendir cuentas a alguien mientras avanzas. Ponte en contacto con ellos *ahora*, mientras la idea está fresca en tu mente. ¿Reconoces que necesitas buscar ayuda médica o profesional? De nuevo, da el primer paso *ahora*.

Paso 8: El Templo del Espíritu Santo

«¿Acaso no saben que su cuerpo es templo del Espíritu Santo, quien está en ustedes y al que han recibido de parte de Dios? Ustedes no son sus propios dueños; fueron comprados por un precio. Por tanto, honren con su cuerpo a Dios». (1 Corintios 6:19-20)

Tu cuerpo es un templo del Espíritu Santo, un lugar santo, y tú eres un santo. Glorificamos a Dios en nuestros cuerpos cuando vivimos de acuerdo con lo que somos, cuando elegimos vivir por el Espíritu y no por la carne.

Padre Dios,

Gracias por mi cuerpo físico. Gracias por su increíble diseño y por la forma en que me formaste en el vientre de mi madre. Realmente estoy «hecho de manera admirable y maravillosa». (Salmo 139:14).

Por favor, muéstrame ahora las formas en las que no te he honrado en mi cuerpo o he creído mentiras sobre él. En el nombre de Jesús.

Amén.

Considera la siguiente lista:

- ❏ Pensar que mi valor proviene de la apariencia o la forma de mi cuerpo
- ❏ Pensar que mi cuerpo es lo más importante y no simplemente mi alojamiento temporal en la tierra
- ❏ Pensar que el trato que le doy a mi cuerpo no tiene importancia
- ❏ Hacer de la perfección física o de la forma física un ídolo
- ❏ No ejercitar mi cuerpo regularmente
- ❏ Creer que tener un cuerpo débil o frágil me impide ser usado poderosamente por Dios o lograr todo lo que él tiene para mí
- ❏ Dañar deliberadamente mi cuerpo
- ❏ Comer y beber de una manera en la que estoy consciente que puedo dañar mi cuerpo
- ❏ Llenar mi vida de actividad y descuidar el descanso
- ❏ Otros: _____.

Haz la siguiente oración por cada elemento que hayas marcado:

Padre Dios,

Confieso que he pecado por _____
*Reconozco la verdad de que mi cuerpo es el templo del Espíritu Santo. Aquí y ahora me ofrezco a ti de nuevo como un sacrificio vivo. Te agradezco por hacerme santo y agradable a ti (***Romanos 12:1***). En el nombre de Jesús.*

Amén.

¿Qué cambios específicos te propones hacer en tu dieta, ejercicio o patrones de descanso? Escríbelos a continuación y encomienda cada uno de ellos a Dios en oración_____.

Paso 9: Ansiedad y Temor

Ansiedad

> «Humíllense, pues, bajo la poderosa mano de Dios, para que él los exalte a su debido tiempo. Depositen en él toda ansiedad, porque él cuida de ustedes». (1 Pedro 5:6-7)

¿Cómo podemos hacer frente a la ansiedad? Este pasaje te indica dos acciones a tomar: humillarte y echar todas tus ansiedades sobre Dios.

1. Humillarte adoptando el objetivo de Dios para tu vida

Parte de la humildad bajo la poderosa mano de Dios tiene que ver con dejar de lado nuestra propia agenda y adoptar el objetivo de Dios para nuestras vidas. Sentirse continuamente ansioso es un fuerte indicio de que puedes estar trabajando hacia un objetivo de vida que se siente incierto, cuya realización depende de personas o circunstancias que no están bajo tu control directo.

Padre Dios,

Eres mucho más grande de lo que puedo imaginar. Tú conoces el final desde el principio. Tus caminos son perfectos.

Confieso que yo he tratado de dirigir mi vida en lugar de dejar que tú lo hagas. He tratado de controlar a las personas y a los acontecimientos que están más allá de mi capacidad de influencia. Como resultado, a menudo me he sentido ansioso.

Te pido humildemente que me muestres dónde he desarrollado objetivos de vida que no se alinean con tu objetivo para mi vida, para llegar a ser más y más como Jesús en carácter. En el nombre de Jesús.

Amén.

Un objetivo de vida es una meta que has desarrollado para tu vida y que te parece tan importante que mides todo tu éxito como persona en función de ella. Un objetivo vital erróneo es aquel cuyo cumplimiento depende de personas o circunstancias sobre las que no puedes influir legalmente. Puede ser un objetivo valioso en sí mismo, pero si se ha convertido en un ídolo para nosotros, es un problema.

Marca los objetivos de vida poco saludables que reconoces en ti mismo:

❑   Vivir una vida larga y saludable

❑   Estar físicamente en forma

- ❏ Curarme
- ❏ Tener un cierto nivel de seguridad financiera
- ❏ Tener hijos o un cónyuge que sirvan a Dios y vivan una vida fructífera
- ❏ Llegar a una determinada posición en mi carrera
- ❏ Otros: _____

Haz la siguiente oración por cada objetivo de vida erróneo que hayas identificado:

Señor Dios,

Confieso que he dado demasiada importancia a estos objetivos de vida en mi pensamiento (nombrarlos).

Reconozco la verdad que, si se logran o no, no significa nada en cuanto a mi identidad o mi éxito como persona.

Sé que puedo seguir trabajando para conseguir objetivos que son buenos en sí mismos, pero ya no me mediré por si se cumplen o no.

En lugar de eso, elijo adoptar tu objetivo de vida para mí, que es parecerme cada vez más a Jesús en su carácter. En el nombre de Jesús.

Amén.

2. Deposita la angustia sobre Jesús

Comienza esta sección orando de la siguiente manera:

Señor Dios,

Tú me has ordenado en tu Palabra que no me angustie. Reconozco, por tanto, que debe ser totalmente posible para mí vivir sin ansiedad. Te traigo las situaciones que me causan ansiedad y te pido que me des sabiduría para separar los hechos de las suposiciones, y entender cuál es mi responsabilidad en cada situación.

En este tiempo de reflexión, por favor ayúdame a ver mis circunstancias actuales como realmente son.

Gracias porque me has prometido que no dejarás que me pongan a prueba más allá de lo que pueda soportar, y que estás trabajando en cada situación para mi bien. En el nombre de Jesús.

Amén.

Para empezar, simplemente haz una lista de todas las circunstancias de tu vida que son difíciles y que te están causando una ansiedad continua:

A continuación, toma cada situación que has enumerado de una en una:

1. Escribe los hechos básicos de la situación, procurando no hacer ninguna suposición más allá de los mismos. Por ejemplo, un hecho sería: «He encontrado un bulto extraño». Una suposición correspondiente sería: «Tengo cáncer y voy a morir». Enumera cualquier suposición falsa que reconozcas haber hecho.

2. Pregúntate: ¿en esta situación qué derecho o responsabilidad tengo? Y ¿qué está por fuera de mi capacidad de acción? Apunta las cosas que tienes la responsabilidad de hacer y hazlas. Por ejemplo, si has encontrado un bulto extraño, tus responsabilidades podrían ser orar por ello y pedir una cita para ver a tu médico.

Cuando hayas hecho lo que te corresponde hacer, entonces puedes dejarle el resto a Dios con toda confianza, orando de la siguiente manera:

Señor Dios,

Te traigo la situación relacionada con _____Habiendo cumplido con mis responsabilidades en esta situación, ahora deposito mi ansiedad sobre ti.

No confío en mí mismo ni en mis propias capacidades para resolverla. No confío en otras personas para solventarla. Elijo confiar sólo en ti y la dejo con seguridad en tus poderosas manos. En el nombre de Jesús.

Amén.

Temor

El temor insano no es una respuesta razonable a lo que está sucediendo, por ejemplo quedarse paralizado por una pequeña araña en la esquina de la habitación, pensar que vamos a enfermarnos en cualquier momento, o dormir con la luz encendida por miedo a la oscuridad.

La mayoría de los temores insanos están relacionados con el miedo a otras personas, o con el miedo a la muerte.

Para que un temor sea sano debe tener dos atributos: debe *estar presente* y *ser poderoso*. Todo miedo insano proviene de la creencia de que un objeto está presente y es poderoso, cuando no lo es. En otras palabras, hay una mentira detrás de cada miedo insano.

Haz la siguiente oración:

> **Señor Dios,**
> **Por favor, muéstrame dónde he tenido miedo y ayúdame a descubrir la mentira que hay detrás de cada temor. En el nombre de Jesús.**
> **Amén.**

Ahora marca los miedos que reconoces que te afectan:

- ❏ Miedo a la muerte
- ❏ Miedo a otras personas (nombrarlas: _____)
- ❏ Miedo a la enfermedad
- ❏ Miedo a la discapacidad
- ❏ Miedo a no tener dinero
- ❏ Miedo al fracaso
- ❏ Miedo a desagradar a Dios
- ❏ Otros: _____.

Para cada miedo que hayas marcado, escribe la mentira que has creído junto con la verdad correspondiente que está en la Biblia:

TEMOR	VERDAD	MENTIRA
_____	_____	_____
_____	_____	_____
_____	_____	_____
_____	_____	_____
_____	_____	_____

Para cada miedo insano, realiza la siguiente oración:

Padre Dios,
Gracias porque ya no tengo que vivir con miedos insanos.
Rechazo el temor malsano a _____. **Me he creído la**
mentira que dice que _____. **Gracias por la verdad que dice**
que _____.
En el nombre de Jesús.
Amén.

El temor a la muerte física

En Hebreos 2:14-15 se dice que Cristo murió para, «... anular, mediante la muerte, al que tiene el dominio de ella, es decir, al diablo; y librar a todos los que por temor a la misma estaban sometidos a esclavitud durante toda la vida».

No podemos eliminar la _presencia_ de la muerte. A menos que Jesús regrese primero, la única cosa en la vida de la que podemos estar 100% seguros es que nuestro cuerpo físico morirá. Pero:

> «Fíjense bien en el misterio que les voy a revelar: No todos moriremos, pero todos seremos transformados, en un instante, en un abrir y cerrar de ojos, al toque final de la trompeta. Pues sonará la trompeta y los muertos resucitarán con un cuerpo incorruptible, y nosotros seremos transformados». (1 Corintios 15:51-52)

La muerte ya no es _poderosa_. Ha «perdido su aguijón» (1 Corintios 15:54-57). La Biblia promete que el Cielo será un lugar libre de llanto, lamento y dolor (Apocalipsis 21: 3-4).

Es saludable vivir a la luz de la muerte de nuestro cuerpo físico. El apóstol Pablo hizo precisamente eso. Escribiendo desde la prisión de Roma con la probabilidad de una sentencia de muerte en su camino, escribió esto a los Filipenses:

> «Mi ardiente anhelo y esperanza es que en nada seré avergonzado, sino que, con toda libertad, ya sea que yo viva o muera, ahora como siempre, Cristo será exaltado en mi cuerpo. Porque para mí el vivir es Cristo y el morir es

ganancia. Ahora bien, si seguir viviendo en este mundo representa para mí un trabajo fructífero, ¿qué escogeré? ¡No lo sé! Me siento presionado por dos posibilidades: deseo partir y estar con Cristo, que es muchísimo mejor, pero por el bien de ustedes es preferible que yo permanezca en este mundo». (Filipenses 1:20-24)

Pablo se debate entre permanecer en la tienda temporal de su cuerpo o partir hacia las alegrías del cielo. Pero tanto si vive como si muere, quiere que Cristo sea honrado en su cuerpo.

Lee atentamente la siguiente oración una o dos veces. Luego, ora con base en ella:

Padre Dios,

Declaro con alegría la verdad que Jesús murió para romper el poder del diablo, y para liberarme del miedo a la muerte. Elijo vivir en esa libertad.

Rechazo y me alejo del miedo a la muerte.

Declaro la verdad que, cuando mi cuerpo muera, mi espíritu seguirá viviendo contigo. La muerte ha perdido su aguijón y ya no tiene ningún poder sobre mí.

Me encomiendo completamente a ti. Tú decides el momento y la forma de mi muerte física. Mientras tanto, me comprometo a realizar una labor fructífera en tu Reino con el poder de tu Espíritu Santo. Por favor, úsame al máximo para hacer las obras que has preparado de antemano para mí.

Para mí, el vivir es Cristo y el morir es ganancia.

Amén.

Paso 10: Afronta la enfermedad crónica

Por favor, sigue este paso si tienes una enfermedad crónica. Si no la tienes, ve directamente a la Oración Final en la página 175.

Sabemos que nada es imposible para Dios y que él puede sanar de forma sobrenatural. Pero hay un elemento de misterio en esto, y si no somos sanados no significa necesariamente que no tengamos suficiente fe o que haya alguna otra cosa mal en nosotros. Dios está interesado en nuestra plenitud: espíritu, mente y cuerpo, y no sólo en la sanidad física.

Tener una enfermedad crónica no te impide en absoluto ser un discípulo pleno y fructífero. De hecho, puede ayudarte a serlo a medida que perseveras en las dificultades y limitaciones que conlleva y te asemejas cada vez más a Jesús en su carácter.

Lee atentamente la siguiente oración una o dos veces. Luego, cuando estés preparado, úsala para encomendarte completamente a Dios:

Padre,

Te agradezco porque Jesús murió y resucitó para que yo pueda ser completo y fructífero. Gracias porque tu poder divino ya me ha dado todo lo que necesito para vivir una vida piadosa (2 Pedro 1:3), porque mi plenitud y fruto no dependen de ninguna manera de ser sanado físicamente.

Te presento todo mi ser como un sacrificio vivo. Glorifícate en mí, Padre. Haz lo que quieras hacer en mí y a través de mí.

Pongo en tus manos el asunto de mi sanidad física. Por favor, muéstrame si hay algo más que deba hacer. Por lo demás, simplemente espero en ti y confío en ti. Tus caminos están muy por encima de los míos (Isaías 55:8-9). Tú eres bueno, amoroso y poderoso. Pongo mi confianza únicamente en ti. Me regocijo en ti. Te adoro con todo mi ser.

Perdono a los que han insinuado que no me he curado porque no tengo suficiente fe o porque hay alguna otra cosa mala en mí.

Te agradezco las palabras que le dijiste a Pablo: «...Te basta con mi gracia, pues mi poder se perfecciona en la debilidad...» (2 Corintios 12:9). Gracias porque también son ciertas para mí. Tu gracia es suficiente. Tu poder se perfecciona en mi debilidad.

Por favor, ayúdame a vivir dentro de mis limitaciones físicas, pero úsame al máximo como discípulo de Jesús.

En el nombre de Jesús.

Amén.

Oración de clausura

Habiéndonos sometido a Dios, ahora tenemos que resistir al diablo, y cuando lo hacemos, no tiene más remedio que *huir* de nosotros (Santiago 4:7), ¡y no sólo marcharse ordenadamente!

Haz la siguiente oración:

> *Padre Dios,*
>
> *Gracias por guiarme en este proceso.*
>
> *Gracias por mostrarme mi pecado y tranquilizarme con tu perdón y amor.*
>
> *Habiéndome sometido a ti al confesar mi pecado, ahora resisto al diablo como tú me mandas (Santiago 4:7). Le digo a todo enemigo del Señor Jesucristo que me deje.*
>
> *En el nombre de Jesús.*
>
> *Amén.*

Concluye el proceso pidiendo a Dios que te llene de su Espíritu Santo y que te siga guiando a toda la verdad.

Llamada a los ancianos

> «¿Está afligido alguno entre ustedes? Que ore. ¿Está alguno de buen ánimo? Que cante alabanzas. ¿Está enfermo alguno de ustedes? Haga llamar a los ancianos de la iglesia para que oren por él y lo unjan con aceite en el nombre del Señor. La oración de fe sanará al enfermo y el Señor lo levantará. Y, si ha pecado, su pecado se le perdonará. Por eso, confiésense unos a otros sus pecados, y oren unos por otros, para que sean sanados. La oración del justo es poderosa y eficaz». (Santiago 5:13-16)

Durante este proceso has ido asumiendo tu responsabilidad de orar y confesar el pecado. Te has sometido a Dios y has resistido al diablo.

Si todavía tienes un problema de salud, te queda pedir a los ancianos de tu iglesia que te unjan con aceite y que oren por ti como indica Santiago.

Es de esperar que cualquier problema de raíz espiritual desaparezca en ese momento. Si la enfermedad continúa, sería razonable suponer que no se trata de un problema de raíz espiritual.

Si estás pasando por este proceso como parte de un grupo en tu iglesia, tus ancianos ahora te ungirán con aceite y orarán por tu sanidad.

Si has estado haciendo esto por tu cuenta, explica a los ancianos de tu iglesia lo que has hecho y pídeles que te unjan con aceite y oren para que te cures.

Si no estás en una iglesia, te animamos a unirte a una.

Renovación de la mente

Somos transformados a través de la renovación de nuestras mentes. Antes de terminar el proceso, pídele a Dios que te señale dónde necesitas cambiar tu sistema de creencias. ¿Qué creencias defectuosas has podido identificar al pasar por *Los Pasos hacia una vida saludable y plena*? ¿Dónde necesitas trabajar para renovar tu mente?

Haz la siguiente oración:

> *Padre Celestial,*
>
> *Me comprometo a vivir de acuerdo con la verdad. Gracias por revelar las formas en que no lo he hecho. Te pido ahora, a través del Espíritu de la verdad, que me muestres las fortalezas claves en mi mente, las áreas en las que mi sistema de creencias ha sido defectuoso. Me comprometo a renovar mi mente para que sea transformada y me convierta en la persona y el líder que tú quieres que sea.*
>
> *En el nombre de Jesús.*
>
> *Amén.*

Siéntate en silencio y escribe las áreas en las que te das cuenta de que tu pensamiento ha sido defectuoso (es decir, no se alinea con lo que Dios dice en la Biblia). Ten en cuenta que el pensamiento defectuoso seguirá pareciéndote verdadero. Puede ser útil revisar los Pasos y las notas que has tomado durante el curso. Considera especialmente la sección en la que perdonaste a otras personas y le dijiste a Dios cómo te sentiste con las cosas que te hicieron. ¿Cuáles fueron las palabras que utilizaste? Las apariciones repetidas de la misma palabra: «inadecuado», «inferior», «sin esperanza», o lo que sea, pueden indicar un bastión (fortaleza). Ninguna de esas cosas es cierta para un hijo de Dios.

Luego escoge no más de tres creencias defectuosas claves en las que te comprometerás a enfocarte para renovar tu mente y escríbelas en las páginas 196-198. En el lado izquierdo escribe la creencia defectuosa y en el lado derecho escribe lo que Dios dice en Las Escrituras. Escribe tantos versículos como puedas encontrar que digan lo que es realmente cierto.

Para la primera área, escribe un Demoledor de Bastiones (mira las notas de la página 53:

Me niego a creer la mentira que...

Declaro la verdad que (enumera la verdad de los versos que encontraste).

Declaralo regularmente durante los próximos 40 días o hasta que sepas que tu sistema de creencias ha cambiado. Podrías utilizar las páginas 62-67 para crear tu «Demoledor de Bastiones».

Cuando hayas pasado con éxito por un Demoledor de Bastiones la primera creencia defectuosa, vuelve a hacer lo mismo con la segunda, y luego con la tercera.

Imagina cuánto más fructífero serías como discípulo de Jesús si pudieras lidiar completamente con estos temas. ¡Puedes hacerlo!

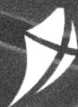

¿Alguna pregunta?

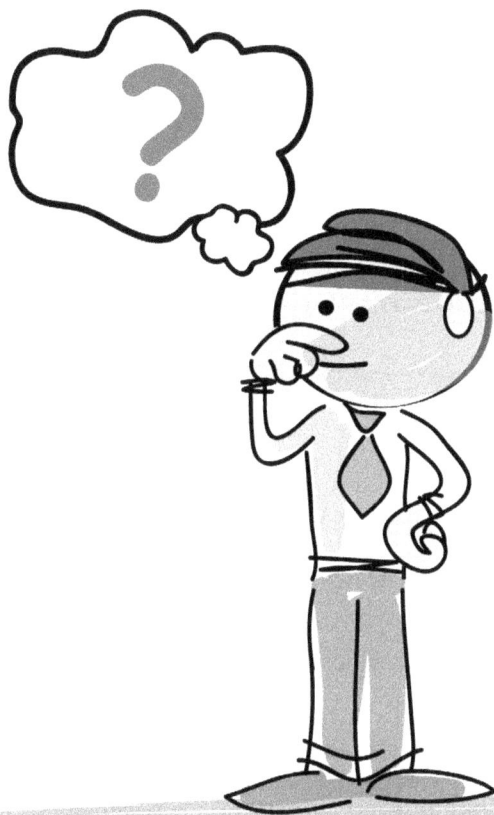

¿DE QUÉ TRATA?

Esta sesión no estaba en el plan original, sino que fue una idea que surgió durante la filmación de las sesiones principales. Se invitó a los miembros de la audiencia del estudio a enviar preguntas que habían surgido a lo largo del curso y, en esta sesión improvisada, Steve, Ifeoma y Mary hacen todo lo posible por responderlas. ¡Es una forma estupenda de terminar el curso!

OBJETIVO:

Resolver cualquier duda que pueda quedar.

BIENVENIDA

Ya en la primera sesión, te preguntamos: «Si tuvieras la oportunidad de hacerle a Dios una pregunta sobre la salud, la plenitud y la vida fructífera como discípulo de Jesús, ¿qué le preguntarías?». Ahora que has pasado por el curso, nos gustaría que lo consideraras de nuevo, ¿Cuáles son las preguntas que permanecen en tu mente?

ALABANZA

Concéntrate en la asombrosa sabiduría de Dios:

> «Yo anuncio el fin desde el principio; desde los tiempos antiguos, lo que está por venir.
>
> Yo digo: Mi propósito se cumplirá, y haré todo lo que deseo». (Isaías 46:10)

> «Porque mis pensamientos no son los de ustedes, ni sus caminos son los míos, afirma el Señor. Mis caminos y mis pensamientos son más altos que los de ustedes; ¡más altos que los cielos sobre la tierra!». (Isaías 55:8-9)

> «Pues la locura de Dios es más sabia que la sabiduría humana, y la debilidad de Dios es más fuerte que la fuerza humana». (1 Corintios 1:25)

Duración del vídeo: 46:36

¡Tiempo de preguntas!

Las preguntas planteadas por el público del estudio se enumeran a continuación en el orden en que se producen, con espacio para que añadas tus notas. Mientras ves el vídeo, puedes ponerlo en pausa después de que se haya respondido a cada pregunta, para añadir tus propias ideas o para debatir juntos lo que se ha dicho.

He hecho todo lo que sé hacer, pero dolencias como la presión arterial alta y la diabetes no cambian. ¿Qué puedo hacer?

Cuando visitamos al médico y obtenemos un diagnóstico para nuestros síntomas, pero no obtenemos una cura, seguimos teniendo una etiqueta. ¿Cómo podemos vivir con eso?

¿Por qué Dios cura a algunas personas y a otras no?

¿Para qué sirve la menopausia?

¿Qué sugerirías si alguien ha hecho un Demoledor de Bastiones muchas veces y todavía no ha visto el avance?

La muerte en sí no es una perspectiva tan aterradora para mí. Tengo una enfermedad que significa, a menos que el Señor me cure, que voy a sufrir en el proceso de morir. Eso sí me da miedo. ¿Cómo lo abordamos?

¿Por qué permite Dios el sufrimiento?

¿Por qué la iglesia guarda silencio sobre los peligros de una alimentación y un estilo de vida poco saludables?

Dios le dijo a Pablo que tendría que vivir con su espina en la carne (2 Corintios 12:7-9). ¿Cómo saber si una dolencia en particular es como la espina en la carne de Pablo?

¿Cómo podemos saber si una determinada terapia alternativa está bien?
Nota: el libro mencionado durante la respuesta a esta pregunta es *The Biblical Guide To Alternative Medicine*, de Neil T. Anderson y Michael Jacobson (Regal Books, 2003).

Jesús dijo: «Tu fe es la que te ha curado». ¿Qué papel juega la fe en la sanidad?

¿Por qué, cuando los cristianos trabajan para Jesús, sufren ataques satánicos?

Si tienen tiempo, pueden discutir juntos las posibles respuestas a otras preguntas planteadas durante la sección de bienvenida o cualquier otra pregunta que se les ocurra a los participantes. No te preocupes si no llegan a una respuesta satisfactoria. Recuerda:

> «Si a alguno de ustedes le falta sabiduría, pídasela a Dios, y él se la dará, pues Dios da a todos generosamente sin menospreciar a nadie». (Santiago 1:5)

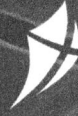

Impacta tu comunidad y haz crecer tu iglesia

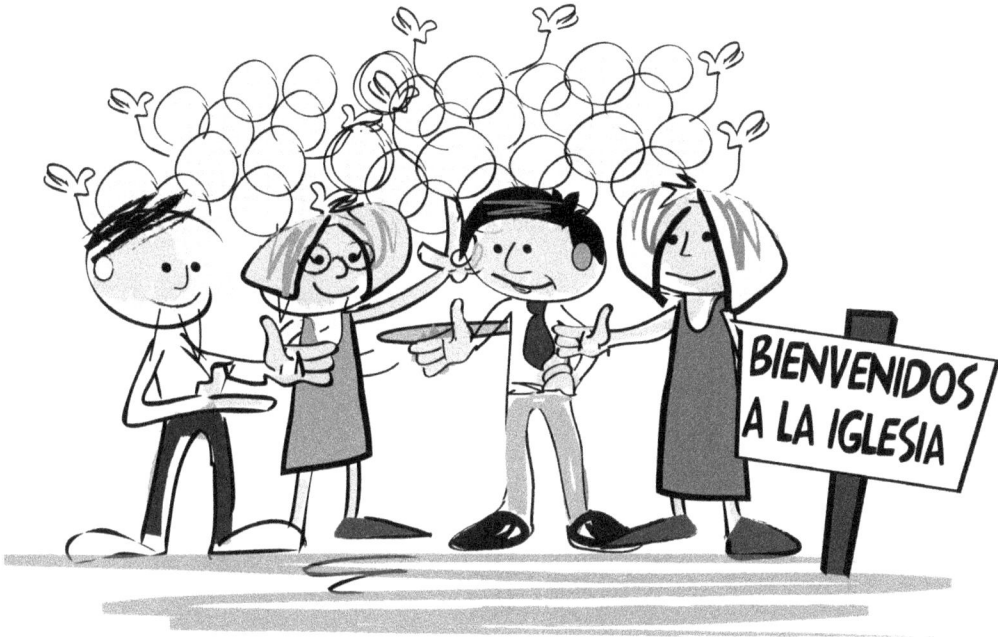

¿Podemos ayudarte a hacer discípulos fructíferos?

Una iglesia con discípulos de Jesús crecientes y fructíferos es una iglesia creciente y fructífera que está marcando una verdadera diferencia en la comunidad donde Dios la ha colocado. Una pregunta clave para los líderes de la iglesia es: «¿Cómo puedo ayudar a nuestra gente a convertirse en discípulos maduros y fructíferos lo más rápido posible para que salgan y hagan un impacto real?»

Una parte fundamental de la respuesta es ayudarles a entender los principios en los que se basan todos los recursos de discipulado de Libertad en Cristo para las iglesias:

- **VERDAD -** Conoce quién eres en Cristo
- **ARREPENTIMIENTO -** Despiadadamente cierra cualquier puerta que hayas abierto al enemigo a través del pecado pasado y no abras ninguna más
- **TRANSFORMACIÓN -** Renueva tu mente con la verdad de la Biblia. (Que es como serás transformado)

Libertad en Cristo ha equipado a cientos de miles de líderes de iglesias en todo el mundo para utilizar este enfoque de «discipulado basado en la identidad». A medida que las iglesias basan su discipulado en estos principios, informan no sólo de vidas de individuos cambiados, sino de iglesias enteras cambiadas. Cuando las iglesias empiezan a parecerse menos a hospitales, llenos de personas que luchan constantemente con sus propios problemas, y más a una parte de la Esposa de Cristo, tienen un impacto cada vez mayor en su comunidad.

Nuestra misión es equipar a la Iglesia para que transforme las naciones, proporcionando a los líderes de la iglesia recursos de discipulado transformacional que pueden ser utilizados en toda su iglesia. Algunos están especialmente adaptados a los estilos de comunicación de diferentes grupos, como los jóvenes y los *millennials*. Otros se basan en nuestro curso principal Libertad en Cristo. Puedes ver algunos de ellos en las siguientes páginas.

Nuestra principal motivación es ayudar a los líderes de las iglesias a desarrollar una estrategia de discipulado a largo plazo para toda la iglesia. Nuestras oficinas y representantes en todo el mundo imparten cursos de formación y tienen personas en el terreno que están enfocados, sobre todo, en dialogar e instruir sobre el discipulado a los líderes de la iglesia. Si crees que podemos ayudarte de alguna manera en tu intento de hacer discípulos fructíferos, por favor ponte en contacto.

Encuentra tu oficina local en:
www.libertadencristo.org || www.freedominchrist.org

El Curso de Libertad en Cristo

Ahora en su tercera edición y traducido a más de 30 idiomas, *el Curso de Libertad en Cristo* puede transformar la forma en que los cristianos reciben ayuda para ser discípulos fructíferos. Centrado en primer lugar, en establecer a cada cristiano en el fundamento seguro de su identidad en Jesús, les da las herramientas para liberarse y permanecer libres de todo lo que les retiene, y una estrategia para la transformación continua. Tiene diez sesiones de enseñanza presentadas por Steve Goss, Nancy Maldonado y Daryl Fitzgerald, además *del* componente ministerial *Pasos hacia la libertad en Cristo*, presentado por Steve Goss y Neil Anderson.

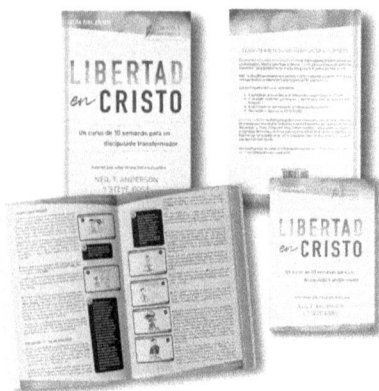

Con una aplicación especialmente diseñada, películas de enseñanza adicionales, un álbum de adoración, la Guía del Líder, la Guía del Participante y toneladas de extras, *el Curso de Libertad en Cristo* te ofrece todo lo que necesitas para hacer discípulos que den frutos que perduren.

«Por más de 20 años he servido en la iglesia capacitando líderes para la obra. Aunque miles de personas pasaron por los programas con éxito, con el tiempo muchos dejaban el servicio, su pasión se agotaba, cedían a tentaciones, sus viejas luchas los descalificaban. Era muy desalentador porque la gente que yo amaba se quedaba en el camino. Era consciente que algo faltaba en su formación, pero no en sus habilidades para el ministerio, sino en el fundamento de su fe. Libertad en Cristo nos permitió encontrar la respuesta: la identidad era el fundamento que habíamos descuidado. Eso cambió nuestro paradigma sobre la formación de discípulos. Hoy nuestra iglesia usa el Curso de Discipulado como punto de partida de todo el proceso de formación. Quienes lo experimentan son transformados, no es solo un cambio emocional pasajero. Gracias a Libertad en Cristo por todo lo que trae a la iglesia del Señor».

Francisco Quinde
Pastor Iglesia ComXris–Ministerio Emanuel Internacional, Daule,
Ecuador

Libertad en Cristo para jóvenes adolescentes

iGEN – Libertad en Cristo para los adolescentes (y útil para jóvenes adultos también)

Este nuevo recurso para adolescentes, para la década de 2020, está destinado a animar y capacitar a esta generación con las buenas nuevas de Jesucristo. iGEN combina la esencia del curso de Libertad en Cristo con dinámicas presentaciones en vídeo, con discusión grupal en tiempo real y con recursos para el discipulado, todo en un paquete que inspira a los jóvenes. Jóvenes necesitados de que alguien los ayude a comprender el amor de Dios y su poder para transformar vidas. Este poderoso curso condensa la verdad eterna de la Palabra de Dios de una forma amena, atractiva y relevante para los jóvenes de ahora, e incluye *Los Pasos hacia la libertad* adaptado a sus edades. Este recurso también se puede usar con jóvenes adultos.

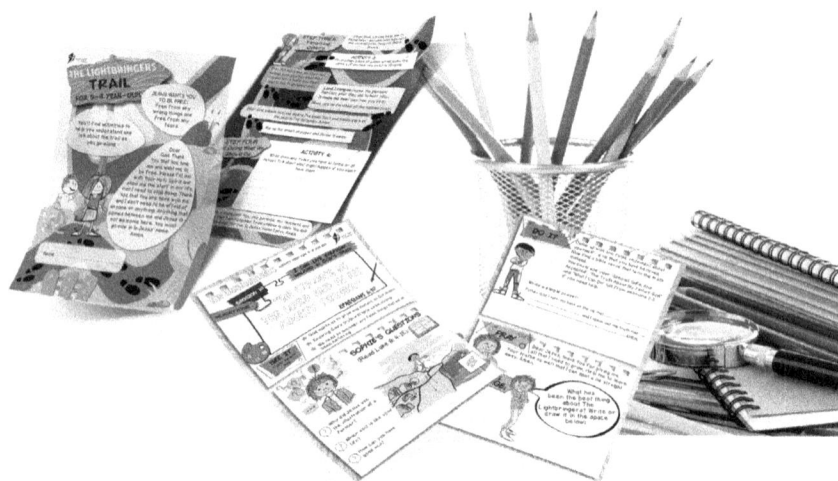

Luceros para niños

Luceros es un poderoso recurso para que las iglesias y los padres lo utilicen con niños de 5 a 11 años. Está diseñado para equiparlos, y que se conviertan en discípulos fructíferos que permanezcan conectados a Jesús durante su vida adulta. Ellos entenderán:

- Quiénes son en Jesús
- Lo que tienen en Jesús
- Cómo convertirse en discípulos fructíferos que siguen a Jesús de cerca.

Consta de diez sesiones llenas de acción, además de versiones especialmente escritas *del* componente ministerial *Pasos hacia la libertad en Cristo* y tiene versiones para dos grupos de edad (5-8 y 9-11). Es ideal para iglesias, clubes bíblicos y familias.
Saldrá en español para finales del 2023.

«¡Padres, educadores, líderes infantiles y pastores se regocijan! Ya no hay un vacío en el currículo infantil de calidad que inculca lo esencial de la identidad en Cristo y la libertad en Cristo».

«*Luceros*» es un recurso fantástico para ayudar a los niños a conocer su identidad en Cristo y cómo ver el resto del mundo a través de ese «lente».

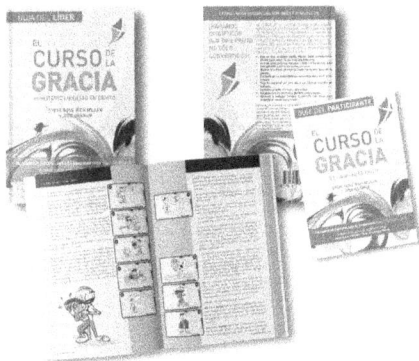

El Curso de la Gracia

Si no conoces primero el amor de Dios por ti en tu *corazón*, no sólo en tu *cabeza*, es imposible que tu vida esté motivada por el amor a él. En cambio, es probable que termines motivado más por la culpa, la vergüenza, el miedo o el orgullo. Puedes estar haciendo todas las cosas «correctas», creyendo todas las cosas correctas y diciendo todas las cosas correctas, pero habrá muy poco fruto.

- Seis sesiones, más *Los pasos para experimentar la gracia de Dios*
- Preséntalo tú mismo o utiliza las presentaciones en vídeo
- Testimonios en vídeo que ilustran los puntos de enseñanza, ejercicios prácticos tiempos de escuchar a Dios y tiempos de Pausa para pensar
- Funciona especialmente bien como curso durante la Cuaresma.

«Por primera vez en las décadas que he sido cristiano, de repente estoy "entendiendo" la gracia, ¡es sorprendente e impactante!»

«Me di cuenta de que no se trata de mi rendimiento: Él sólo quiere mi corazón».

«¡Fue ASOMBROSO! Durante la última sesión, después de haber terminado, nadie se movió durante lo que pareció una eternidad. Cuando finalmente se rompió el silencio, la gente comenzó a compartir espontáneamente todo lo que el curso había significado para ellos. Los testimonios de lo que el Señor había hecho fluyeron, algunos cambiaron la vida».

«*El Curso de la Gracia* hace un trabajo maravilloso al introducir el concepto de la gracia de una manera sencilla, atractiva y, a veces, humorística. Es breve y va al grano, tomando un tema teológico increíblemente profundo y haciéndolo comprensible y práctico».

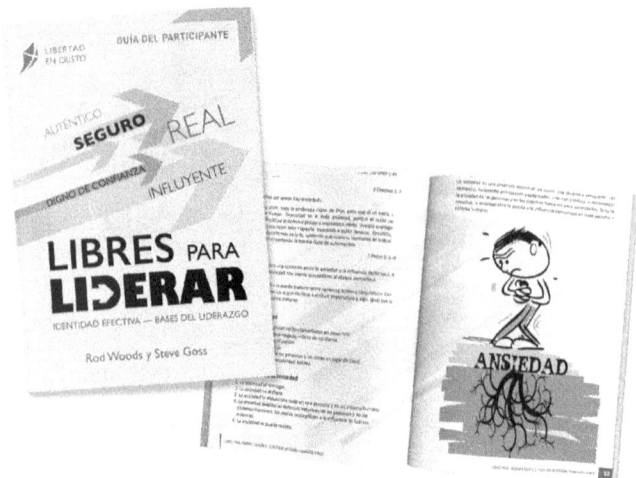

Libres para liderar

Libres para liderar es un curso de discipulado de 10 semanas para los cristianos que son llamados al liderazgo, ya sea en el mercado, el servicio público, la Iglesia o cualquier otro contexto. Transformará tu liderazgo, te liberará de la presión y el agotamiento, te capacitará para sobrevivir a los ataques personales, te permitirá utilizar el conflicto de forma positiva y superar otras barreras para un liderazgo eficaz:

- Diez sesiones, más los *Pasos hacia la libertad para líderes.*
- Testimonios en vídeo y tiempos de debate durante las «pausas para pensar».
- Ideal para los equipos de liderazgo de la iglesia antes de extenderlo a toda la congregación.

«El curso "Libres para liderar" ha sido la experiencia de desarrollo de liderazgo más sorprendente de mi carrera, después de haber sido llamado tanto al mercado como al liderazgo de la iglesia durante más de 20 años. Disipa los mitos y las prácticas mundanas de liderazgo, y proporciona fundamentos bíblicos para el liderazgo en Cristo Jesús. Recomiendo de todo corazón este curso para cualquier persona que aspire o esté llamada a un liderazgo de corazón de siervo con plenitud en cualquier ámbito».

«Un curso excepcional: inspirador, motivador, afirmativo y alentador».

«Ha reforzado mi convicción de que mi identidad está ante todo en Cristo, sea cual sea el papel de liderazgo que desempeñe».

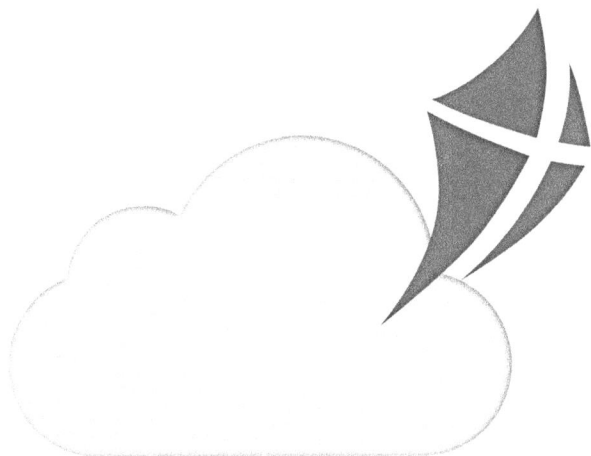

STREAMLIBERTAD

Vídeos a la carta para nuestros cursos

Puedes acceder a todo nuestro material de vídeo para estudios en grupos pequeños en línea por una baja suscripción mensual. ¡Pruébalo gratis!

Acceso a todos los cursos principales para grupos pequeños de Libertad en Cristo, para que puedas navegar o utilizar toda la gama que incluye:

- *El Curso de Libertad en Cristo*
- *iGEN - Libertad en Cristo para adolescentes*
- *El Curso de la Gracia*
- *Libres para liderar*
- *Las Claves para una vida saludable, plena y fructífera.*

Cursos de formación en vídeo gratuitos para los responsables de los cursos y sus equipos:

HDF - *Hagamos discípulos fructíferos*: los principios bíblicos del discipulado

AOL - *Ayudar a otros a encontrar la libertad en Cristo*

Para más información, precios, y para comenzar dirígete a:
www.libertadencristo.org

Ponte en contacto con nosotros

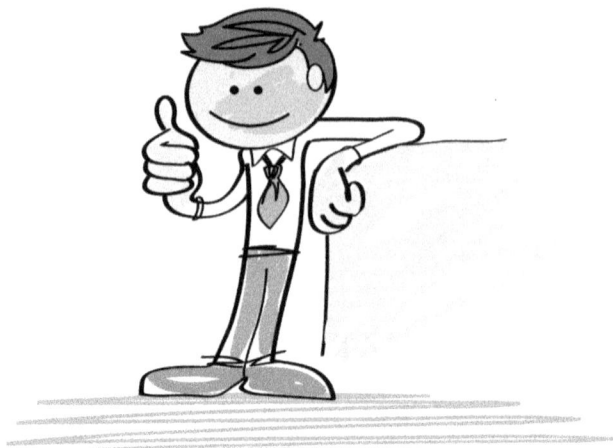

Libertad en Cristo existe para capacitar a la iglesia en hacer discípulos fructíferos que produzcan un impacto real en sus comunidades. Nuestra pasión es ayudar a los líderes de la iglesia a desarrollar una estrategia correcta de discipulado a través de sus iglesias, que pueda ser efectiva en los años por venir. ¿Cómo podemos ayudar a tu iglesia?

Ofrecemos:

- Una serie de eventos de introducción y capacitación para líderes de Iglesias
- Consejos para establecer una estrategia de discipulado construida alrededor de nuestros recursos y capacitaciones, para su iglesia
- Capacitación y equipamiento para aquellos discípulos de su iglesia que formarán parte en implementar esa estrategia.

Detalles de contacto de *Libertad en Cristo* en tu país, o para saber cómo ordenar nuestros recursos, los puedes encontrar en:

www.libertadencristo.org

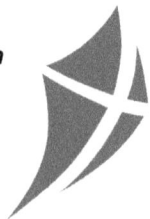

LIBERTAD EN CRISTO

Únete a nosotros

Si estás entusiasmado con la idea de que este mensaje de «Verdad, Arrepentimiento y Transformación» se extienda por la iglesia de todo el mundo, únete a nosotros.

Únete a nuestro equipo de colaboradores internacionales

Libertad en Cristo existe para equipar a la Iglesia en todo el mundo para hacer discípulos fructíferos. Dependemos en gran medida del apoyo financiero de las personas que han entendido lo importante que es dar a los líderes las herramientas que les permitan ayudar a las personas a ser discípulos fructíferos, no sólo conversos, especialmente cuando estamos abriendo una oficina en un nuevo país. Por lo general, tu apoyo se utilizará para:

- Crear nuevos recursos como éste
- Ayudar a establecer nuevas oficinas de Libertad en Cristo en todo el mundo
- Traducir nuestros recursos a otros idiomas
- Asociarse con otras organizaciones de todo el mundo para equipar a los líderes
- Equipar a los líderes de las iglesias de todo el mundo.

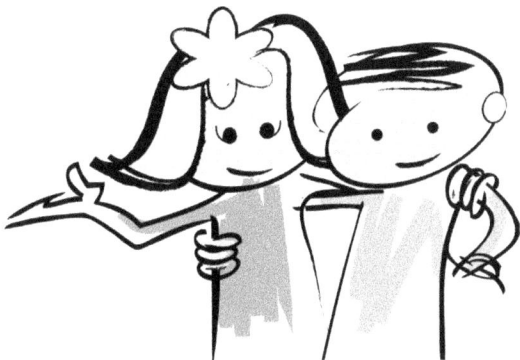

Únete al equipo de colaboradores de tu país

Nos apasiona trabajar con aquellos que han sido tocados por el mensaje bíblico de la libertad. El apoyo financiero nos permite desarrollar nuevos recursos y ponerlos en manos de más líderes de la iglesia. Como resultado muchas personas se están conectando con este mensaje que cambia la vida. Siempre hay nuevos proyectos, pequeños y grandes, que no se llevan a cabo si no hay financiamiento.

Para saber más, por favor dirígete a:
info@libertadencristo.org

Pensamiento erróneo(mentiras)	Lo que Dios dice (la verdad)

Pensamiento erróneo(mentiras)	Lo que Dios dice (la verdad)

Pensamiento erróneo(mentiras)	Lo que Dios dice (la verdad)

www.ingramcontent.com/pod-product-compliance
Lightning Source LLC
Chambersburg PA
CBHW072002040426
42447CB00009B/1455